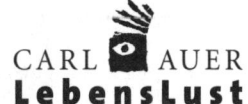

CARL AUER
LebensLust

Eine kostenlose Audiotrance zu diesem Buch finden Sie auf der Internetseite
www.carl-auer.de/machbar/traumgeburt

Alexandra Kopf

Traumgeburt

Gelassenheit, Entspannung und Schmerzkontrolle durch Selbsthypnose

2015

Umschlaggestaltung: Uwe Göbel
Satz: Verlagsservice Hegele, Heiligkreuzsteinach
Printed in Germany
Druck und Bindung: CPI books GmbH, Leck

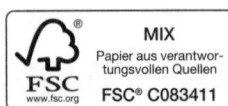
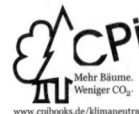

Erste Auflage, 2015
ISBN 978-3-8497-0085-0
© 2015 Carl-Auer-Systeme Verlag
und Verlagsbuchhandlung GmbH, Heidelberg
Alle Rechte vorbehalten

Bibliografische Information der Deutschen Nationalbibliothek:
Die Deutsche Nationalbibliothek verzeichnet diese Publikation
in der Deutschen Nationalbibliografie; detaillierte bibliografische
Daten sind im Internet über http://dnb.d-nb.de abrufbar.

Informationen zu unserem gesamten Programm, unseren Autoren
und zum Verlag finden Sie unter: www.carl-auer.de.

Wenn Sie Interesse an unseren monatlichen Nachrichten
aus der Vangerowstraße haben, können Sie unter
http://www.carl-auer.de/newsletter den Newsletter abonnieren.

Carl-Auer Verlag GmbH
Vangerowstraße 14
69115 Heidelberg
Tel. +49 6221 6438-0
Fax +49 6221 6438-22
info@carl-auer.de

Inhalt

Zum Geleit

Liebe Leserinnen und Leser!

Dieses Buch handelt von der Geburt, einer Geburt, wie jede Frau sie sich wünschen würde: als ein mit Freude erfülltes Ereignis im Einklang von Körper und Seele. Das Einzigartige des Buches besteht darin, dass es einen ganz besonderen Blickwinkel auf das Geschehen der Geburt einnimmt.

Heute sind wir – auch durch das Internet – mehr denn je mit Wissen und Informationen über die Geburt konfrontiert. Dieses Wissen kann häufig Angst machen und sorgenvolle Gedanken mit sich bringen. Jede Frau, die ein Kind zur Welt bringt, möchte wissen, was mit ihr geschieht und wie sie sich gut vorbereiten kann. Das Buch zeigt, wie sie ihr Wissen und Wollen weniger auf Befürchtungen lenken und stattdessen durch mehr Verständnis für den eigenen Körper und mentale Vorbereitung die besondere Situation der Geburt selbst positiv beeinflussen und steuern können. Alexandra Kopf gibt Antworten auf die Frage, wie eine Frau sich mental vorbereiten kann, um die natürlichen Abläufe zu unterstützen. Auf verständliche Weise vermittelt sie gründlich recherchierte wissenschaftliche Erkenntnisse und stellt gut nachvollziehbar Techniken des mentalen Trainings und der Selbsthypnose vor.

Das Buch wird sicherlich nicht nur für Schwangere spannend sein, sondern auch für ihre Partner, die sich in das »Mysterium Geburt« vertiefen wollen. Sie können dann nicht nur die Geburt an sich, sondern auch die bewegenden Erfahrungen der gemeinsamen Vorbereitung mit ihrer Partnerin teilen. Auf diese Weise entsteht ein gut eingespieltes Team. Die vermittelten Erkenntnisse und Entspannungstechniken sind über die Geburt hinaus auch im Alltag sehr nützlich.

Meine Kollegen könnten mich fragen: Was hast du als Arzt, als Geburtshelfer in diesem Buch für dich gefunden? Nun, ich habe mich sehr über ein fachlich fundiertes und gut lesbares Buch gefreut, das die Vorgänge und Hintergründe psychologischer Reaktionen in Bezug auf die Geburtshilfe verständlich macht. Das Wichtigste ist für mich, einen anderen Blickwinkel auf meinen Beruf und den klinischen Alltag zu bekommen. Alexandra Kopf eröffnet die Diskussion über eine Kommunikationskultur im Kreißsaal: Wie kann ich für die Schwangere im Kreißsaal eine vertraute Atmosphäre, einen geschützten Raum schaffen, ohne durch medizinische und manchmal notwendige oder unvermeidbare Interventionen Angst zu machen? Die Geburtshilfe ist für mich und meine Kollegen, für die Hebammen, die Krankenschwestern und für alle, die sich mit dem Thema befassen, ein Herzensanliegen. Wir gehen dabei verschiedene Wege, um Frauen bei der Geburt zu helfen. Alexandra Kopf zeigt einen weiteren Weg. Ich finde diesen Weg spannend.

Ich wünsche Ihnen, den werdenden Eltern und deren Begleitern, viel Freude beim Lesen und Üben!

Alexey Eykhenvald-Buravlev
Facharzt für Geburtshilfe und Gynäkologie

Vorwort

Ein Kind bekommt man nicht alle Tage – die Geburt ist ein einzigartiges elementares Ereignis im Leben von Frauen und Männern. Laut Statistischem Bundesamt liegt die Geburtenziffer je Frau relativ konstant bei 1,4 Kindern. Jede Geburt ist eine einmalige Lebenserfahrung. Es lohnt sich also, sich ausführlich und entspannt darauf vorzubereiten!

Sollten Sie dieses Buch in den Händen halten, weil Sie schwanger sind, möchte ich Ihnen dazu erst einmal gratulieren und alles Gute für diese besondere Zeit wünschen! Vielleicht lesen Sie dieses Buch aber auch als professionelle Geburtsbegleiterin. Auch wenn ich an vielen Stellen des Buches die Schwangeren direkt anspreche, finden auch Sie hier viele Anregungen und praktisch umsetzbare Übungen für Ihre Arbeit mit Schwangeren.

Ich bin längere Zeit mit den Ideen zu diesem Buch schwanger gegangen und habe es aus der Sicht einer Psychologin geschrieben. Seit fast 20 Jahren beschäftige ich mich mit den Phänomenen, die durch die Wechselwirkung zwischen Psyche und Körper entstehen. Das Thema Geburt fasziniert mich, und meine eigene Erfahrung, ein Kind zu gebären, hat mich darin bestärkt, meine Ideen zu teilen. Die professionelle Zusammenarbeit mit vielen engagierten Hebammen und Gynäkologen[1] hat mir zudem bestätigt, dass meine Sicht auf die Geburt und die ganz individuelle Vorbereitung darauf sehr unterstützend ist. Ich vermittle mein psychologisches Wissen in Seminaren und

---

1 Zur besseren Lesbarkeit verwende ich im Text verallgemeinernd nur entweder die weibliche oder männliche Form, wenn es um Gynäkologen, Geburtsbegleiterinnen usw. geht.

berate in meiner Praxis Schwangere und ihre Partner, sich ganz individuell mental auf die Geburt vorzubereiten.

Mein Anliegen mit diesem Buch ist es, dass ich Frauen und ihre Partner darin unterstützen möchte, sich ihrer Wünsche und des Wissens über sich selbst bewusster zu werden. Es scheint eine Art Mythos zu geben, nach dem eine Geburt etwas ist, was über einen kommt und sich nicht beeinflussen lässt. Viele Frauen sind heute der Meinung, man müsse die Geburt auf sich zukommen lassen und könne dabei nicht viel planen. Diese Einstellung stelle ich infrage und möchte Sie ermutigen, sich mit Lust und Kreativität Ihre eigenen Vorstellungen zu machen. So, wie es Ihnen gefällt!

Ich erlebe es immer wieder, dass Frauen es sich quasi verbieten, konkrete Erwartungen für ihren Geburtsprozess zu haben – als wäre es etwas, das nicht beeinflussbar ist und dann einfach mit ihnen geschieht. Oft bewirkt diese Haltung, dass die Frauen sich fremdbestimmt, hilflos und ohne jede eigene Kontrolle erleben. Wenn ich »es einfach auf mich zukommen lasse«, beraube ich mich meiner Kompetenzen und eigenen Vorstellungen. Das heißt nicht, dass der Geburtsprozess bis ins kleinste Detail vorausgeplant werden soll oder naive romantische Fantasien den Blick vernebeln. Ich möchte Sie mit diesem Buch dazu ermutigen, Ihre Persönlichkeit und die damit verbundenen Lebenserfahrungen ernst zu nehmen.

Die medizinische Geburtshilfe der vergangenen Jahrzehnte hat ein System geschaffen, in dem es um standardisierte Abläufe geht. Diese haben viele Risiken ausgeschlossen, jedoch auch dazu beigetragen, dass Frauen sich weniger selbstwirksam erleben. Das Vertrauen in die moderne Medizin und die Sehnsucht nach Sicherheit führt manchmal dazu, das Gespür für die eigenen Empfindungen zu verlieren.

Vertrauen Sie Ihren Empfindungen und Ihrem Bauch! Wir kommen jeden Tag zur Welt, indem wir leben und fühlen, Neues lernen und im Austausch sind. Sie bringen ein Kind zur Welt, und das soll für Sie ein erfüllendes Lebensereignis sein, an das Sie sich gerne zurückerinnern. Ich wünsche mir, dass Sie an jedem Geburtstag Ihres Kindes voller Stolz, tiefer Zufriedenheit, Liebe und Respekt auf sich selbst und Ihre Einzigartigkeit zurückblicken.

Thematisch ist das Buch folgendermaßen gegliedert:

Der erste Teil des Buches beschäftigt sich mit den Wechselwirkungen zwischen Körper und Psyche. Der klassische Kreislauf aus Angst, damit verbundener körperlicher Anspannung und erhöhtem Schmerzempfinden kann einen Geburtsprozess in unerwünschter Weise beeinträchtigen. Unser Denken und Fühlen wirkt sich auf die Funktionen des Körpers aus, und die Verarbeitung von Signalen aus dem Körper hängt wiederum von der Interpretation verschiedener Teile des Gehirns ab. Das Wissen darüber liefert wichtige Hinweise, wie der Kreislauf aus Angst, Anspannung und Schmerz zustande kommt – und vor allem, wie er sich unterbrechen lässt. Es ergeben sich effektive Möglichkeiten der Selbstregulation und ein Verständnis davon, welche mentalen Abläufe den Geburtsprozess bestimmen.

Eines meiner Anliegen besteht darin, Sie für Ihre Erwartungen und Wünsche zu sensibilisieren und gleichzeitig die Tücken, die darin liegen, bewusst zu machen. Der Unterschied zwischen der Haltung, etwas auf sich zukommen zu lassen oder auf etwas selbstbestimmt zuzugehen, soll hier noch einmal deutlich werden. Ich möchte Sie ermutigen, Platz zu schaffen für Ihre Vorstellungen und dabei auf Ihre vielfältigen Lebenserfahrungen und ganz individuellen Kompetenzen zurückzugreifen.

Sie dürfen sich Ihren inneren Kraftquellen zuwenden, diese wachrufen und fest in Ihrem Bewusstsein verankern. Neben dem, was Sie sich für Ihre Geburt wünschen, soll ebenfalls eine Betrachtung darüber stattfinden, was Sie nicht wollen und wünschen. Ein ganzes Kapitel ist daher der Betrachtung über Angst als Energiequelle gewidmet. Es geht darum, die berechtigten Bedürfnisse, die in den Befürchtungen liegen, zu erkennen und in positiver Weise zu nutzen. Das setzt Energie frei für mehr Selbstbestimmtheit und Kreativität.

Ein zentraler Teil des Buches ermöglicht es Ihnen, mentale Fähigkeiten zu nutzen, um Ihre natürliche Entspannungsfähigkeit zu trainieren. Während der Geburt entsteht ein natürlicher Trancezustand, der gezielt genutzt und vertieft werden kann. Sie lernen, sich selbst in einen körperlich und gedanklich entspannten Zustand zu versetzen. Dies ist ein Aspekt, wie man Kontrolle gewinnen, sich selbst beruhigen und die körperliche Anspannung lösen kann.

Das Kapitel Schmerzbewältigung ist neben den Betrachtungen über Angst und Anspannung der dritte zentrale Punkt in der Geburtsvorbereitung. Die Befürchtungen bezüglich der Schmerzen bei einer Geburt beschäftigen die meisten Frauen. Wie die regelmäßigen Gebärmutterkontraktionen bewältigt werden können und was es mit dem sogenannten »Geburtsschmerz« auf sich hat, wird ausführlich erläutert.

Am Ende des Buches möchte ich Ihre Aufmerksamkeit auf Ihren Partner lenken und Ihnen beiden vor Augen führen, wie Ihre Beziehung zueinander als Kraftquelle dienen kann.

Alexandra Kopf
Berlin, im Mai 2015

Einleitung

Psyche und Körper als Einheit

Wie Psyche und Körper sich gegenseitig beeinflussen

Die Geburt ist ein einzigartiger Prozess, der auf körperlicher, psychischer und sozialer Ebene unterschiedlichen Einflüssen ausgesetzt ist. Die philosophische Diskussion über das Thema der Trennung zwischen Körper und Geist hat eine lange Tradition. Sie beschäftigt die Menschen seit der Antike. In den Zeiten der Aufklärung hat die Idee der getrennten Betrachtung von Körper und Geist die Fähigkeit zur Selbsterkenntnis jedes Einzelnen in den Vordergrund gerückt.

Heute gehen wir – gestützt durch neurobiologische Untersuchungen – von der untrennbaren Einheit von Körper und Psyche aus. Körperliche Veränderungen haben Auswirkungen auf das Nervensystem und können zu psychischen Veränderungen führen. Genauso gilt dies umgekehrt für die Folgen psychischer Veränderungen auf den Körper.

Das ist keine bahnbrechende neue Erkenntnis, spürt diese doch jeder im Alltag am eigenen Leib. Sorgenvolle Gedanken führen eher dazu, flach zu atmen sowie die Schultern und Bauchmuskulatur anzuspannen. Fühlen wir uns wohl, entspannen sich die Muskeln, die Atmung vertieft sich, und die Extremitäten sind besser durchblutet. Sie kennen sicherlich Beschreibungen wie »hartnäckig sein«, »etwas schlägt auf den Magen« oder »das Herz geht über vor Freude«. Jedes Verhalten und Erleben wirkt sich auf den körperlichen Zustand aus. Man kann erleichtert sein oder sich bedrückt fühlen. Je nachdem, wohin die Aufmerksamkeit wandert, verändert sich auch das Körpergefühl. Welchen Nutzen hat diese Erkenntnis aber nun auf unserer Reise hin zu einer selbstbestimmten Geburt?

Das Wissen um genau diese Wechselwirkung kann ein fantastischer Schlüssel sein, um die Selbstregulation des Körpers bei der Geburt harmonisch zu unterstützen!

Die Spirale aus Angst, Anspannung und Schmerz

Ein zentraler Punkt für eine entspannte, selbstbestimmte Geburt besteht darin, den Kreislauf, der sich aus Angst, Anspannung und Schmerzempfindungen bilden kann, zu unterbrechen. Ängste und Befürchtungen haben zur Folge, dass sich der Körper anspannt. Muskuläre Anspannung wiederum erhöht die Schmerzempfindlichkeit, was seinerseits zu Stress und vermehrter Anspannung führt. Auf diese Weise kann eine Spirale entstehen, die sich immer mehr zuspitzt und zum Teufelskreis wird.

Ziel unserer Reise ist es, diesen Kreislauf zu unterbrechen und die Geburt in einen fließenden Prozess zu verwandeln, den Sie selbstbestimmt gestalten. Dabei helfen Ihnen Entspannungsmethoden und neue Perspektiven auf die Abläufe der Geburt. Angst und Entspannung sind zwei gegensätzliche Zustände, die einander ausschließen: Man kann nicht entspannt und gleichzeitig ängstlich sein! Es ist nachweislich so, dass ein Kreislauf aus Angst, Anspannung und Schmerz den Geburtsverlauf stark beeinträchtigt. Die Geburt dauert länger, und medizinische Interventionen werden wahrscheinlicher.

Der Fluss aus Gelassenheit, Entspannung und Schmerzkontrolle

Ein zentraler Teil der Geburtsvorbereitung besteht darin, die Spirale, die sich aus Angst, körperlicher Anspannung und der Fokussierung auf Schmerzen bilden kann, zu öffnen und in einen natürlichen, ungehinderten Fluss zu verwandeln. Ein Fluss, der seine ganz eigene Fließgeschwindigkeit, seine Flussbiegungen und Stromschnellen hat. Der 1930 geborene französische Gynäkologe Michel Odent, der als Wegbereiter der sanften natürlichen Geburt und Erfinder der Wassergeburt gilt, beschreibt in seinen Büchern sehr eindrücklich, dass die Geburt einem natürlichen Prozess folgt und es hauptsächlich darum geht, diesem nicht im Wege zu stehen.

Ich möchte nun weiter Ihre Neugier für die Abläufe und Funktionen des menschlichen Körpers wecken. Bitte folgen Sie mir bei den kurz gefassten Beschreibungen über das Nervensystem und die Wechselwirkungen zwischen Körper und Geist. Ziel ist es hierbei, Erklärungen und Bewältigungsstrategien kennenzulernen, die helfen, den Kreislauf aus Angst, Anspannung und Schmerzen zu unterbrechen und stattdessen Gelassenheit, Entspannung und Schmerzkontrolle zu erleben.

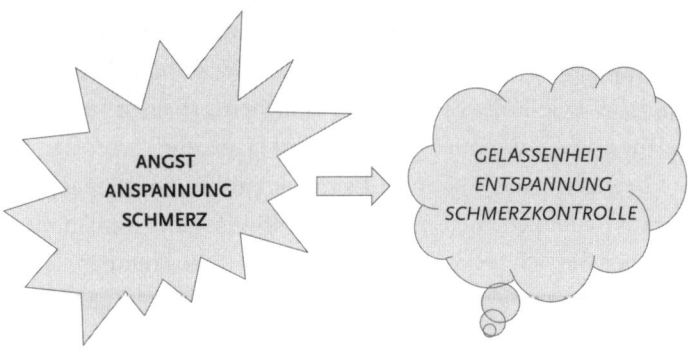

Geburt und Gehirn

Der Geburtsverlauf wird über bewusste und unbewusste Abläufe im Gehirn gesteuert. Das Wissen darum bietet viele mentale Möglichkeiten, die Geburt optimal vorzubereiten und Störungen der natürlichen Abläufe zu vermeiden. Zum besseren Verständnis der Gehirnfunktionen bietet es sich an, die Wechselwirkungen zwischen den verschiedenen Anteilen des Nervensystems zu betrachten – und zwar zwischen den funktionell unterscheidbaren Bereichen autonomes Nervensystem, limbisches System und der Großhirnrinde:

Das autonome Nervensystem – umschalten können

Wenden wir uns dafür erst einmal dem autonomen Nervensystem zu und betrachten im weiteren Verlauf, wie unser Gehirn und Nervensystem in der Wechselwirkung mit dem Körper funktioniert. Es wird gegenüber dem bewusst steuerbaren somatischen Nervensystem als autonom bezeichnet, weil es seine Aufgabe ohne bewusstes Zutun erfüllt und grundlegende Körperfunktionen wie Herzschlag, Atmung, Blutdruck, Verdauung und Stoffwechsel kontrolliert. Dieses Nervensystems besteht aus zwei Anteilen: dem Parasympathikus, der für Entspannung und z. B. auch die Verdauung zuständig ist, sowie dem Sympathikus, der für Aktivierung, auch im Sinne einer Flucht- oder Kampfbereitschaft, sorgt. Beide Teile des Nervensystems suchen fortlaufend eine gute Balance. Das autonome Nervensystem reagiert oft schneller, als wir bewusst denken können. Es reagiert auf Außenreize ebenso wie auf Gedanken und Gefühle. Beispielsweise gibt es Situationen, in denen Sie sich geborgen fühlen und zur Ruhe kommen. Dann arbeitet überwiegend der parasympathische Teil des autonomen Nervensystems. Dies führt dazu, dass die Atmung sich vertieft, der Blutdruck sinkt, die Verdauung angeregt wird und die Sinne eher nach innen gerichtet sind. Die meisten Entspannungstechniken zielen darauf, diesen Teil zu trainieren. Im Kapitel »Mentales Training« werde ich darauf näher eingehen. Der Sympathikus ist für Aktivierung zuständig, indem die Muskulatur optimal angespannt ist, die Sinne geschärft nach außen ausgerichtet sind, die Atmung sich beschleunigt und der Blutdruck steigt.

Das autonome Nervensystem ist unter anderem für die Funktion der Sexualorgane und hormonproduzierenden Drüsen zuständig. Während der Geburt werden Hormone ausgeschüttet, die für die regelmäßige Kontraktion, also das Zusammenziehen der Gebärmutter notwendig sind. Eine weitere herausragende Aufgabe besteht darin, die Balance zwischen Anspannung und Entspannung herzustellen. Dies geschieht sowohl über Nervenbahnen, die vom zentralen Nervensystem abwärts Muskeln, Organe und Blutgefäße versorgen, als auch über Nervenbahnen, die aus der Peripherie Signale an das Gehirn leiten.

Die nächsten Schritte auf Ihrer Reise hin zu einer selbstbestimmten Geburt bestehen darin, sowohl Ihr individuelles Stresserleben als auch Ihre Entspannungsreaktionen zu erforschen. Dazu braucht es lediglich Ihre Neugier und Aufmerksamkeit für die Empfindungen Ihres Körpers. Mit dieser einfachen Übung trainieren Sie sich darin, Ihre individuellen Empfindungen und Körpersignale zu beobachten.

Wichtige Areale für die Regulation des autonomen Nervensystems befinden sich im Stammhirn. Dies ist der entstehungsgeschichtlich älteste Teil des Gehirns. Es wird auch Reptiliengehirn genannt, weil es der Entwicklungsstufe dieser Tiere entspricht. Im Stammhirn und Zwischenhirn findet die Steuerung aller selbsterhaltenden Funktionen wie Atmung, Herzschlag und Stoffwechsel statt. Auf dieser Ebene werden instinkthafte automatische Routinen im Verhalten verarbeitet – wie beispielsweise Nahrungssuche bei Hunger, Schmerzvermeidung oder der Fortpflanzungstrieb.

Instinktiv oder auch intuitiv seinen Impulsen zu folgen ist
während des Geburtsprozesses äußerst hilfreich. Das können
Bewegungsimpulse oder Gefühle sein, die auftauchen und denen Sie vertrauen können. Das Stammhirn reagiert schneller, als
wir rational denken können, und wirkt reflexhaft. Während der
Geburt spielt es für die Hormonproduktion eine wichtige Rolle.

Körperempfindungen wahrnehmen

Anspannung wahrnehmen

Denken Sie jetzt an eine oder zwei Situationen in Ihrem Leben, in
denen Sie sich gestresst gefühlt haben oder die Sie möglicherweise aktuell unter Stress setzen. Schließen Sie einen Moment die
Augen und versetzen Sie sich nun in diese Situation – stellen Sie
sich die Umgebung, die dazugehörigen Menschen usw. vor. Nun
wandern Sie mit Ihrer Aufmerksamkeit nach innen und finden Sie
heraus, wo Sie in Ihrem Körper spüren, dass Sie Stress erleben.
Vielleicht gibt es eine bestimmte Haltung, die Sie einnehmen,
oder eine Muskelpartie ist besonders angespannt ... achten Sie
auf die Atmung ... empfinden Sie nach ... und schauen Sie auf sich
und die Körperhaltung ...

*Nachdem Sie sich hierfür einen Moment Zeit genommen haben,
dürfen Sie die nächste Wahrnehmungsreise anschließen:*

Entspannung wahrnehmen

Nehmen Sie sich Ruhe und Zeit ... schließen Sie die Augen ... und
lassen Sie die Anspannung hinter sich ... einfach von Ihnen abgleiten ... wenden Sie sich jetzt der Frage zu: Wo in Ihrem Körper spüren Sie, dass sie sich tatsächlich rundherum wohlfühlen?
Wann sind Sie entspannt und haben das Gefühl, ausgeglichene
Gelassenheit zu empfinden ... stellen Sie sich auch hier die Umgebung vor und wandern Sie in aller Ruhe durch Ihren Körper
und finden Sie heraus, wo Entspannung ... Wohlgefühl besonders
deutlich wahrnehmbar sind ... Muskeln ... Atmung ... Bilder, die
auftauchen ...

*Nachdem Sie sich hierfür einen Moment Zeit genommen haben,
dürfen Sie die nächste Wahrnehmungsreise anschließen:*

Brücken bauen und schaukeln zwischen Anspannung und Entspannung

Ist es nicht gut zu wissen, wie sich die Anspannung in Ihrem Körper aufbaut und wo sich Wohligkeit und Entspannung ausbreiten ... werden Sie dessen gewahr und beginnen Sie, zwischen den angespannten Regionen und den entspannten Muskeln hin und her zu schwingen ... seien Sie neugierig, was Ihnen einfällt, um Brücken zu bauen und Verbindungen herzustellen ... Balance zu schaffen ... auf leichte und angenehme Weise auszugleichen und aus den eigenen Kräften zu schöpfen ... Gelöstheit und Wohlbefinden im gesamten Körper auszubreiten ...

Genauso, wie Sie während der Geburt zwischen Anspannung der Muskulatur und Entspannung pendeln und eine angenehme Balance erreichen ... genau die für Sie richtige Kraft und Gelöstheit im Körper miteinander verbinden ...

Schreiben Sie Ihre Erfahrung kurz auf oder machen Sie eine Skizze der Körperumrisse und malen Sie die Bereiche, in denen sich Anspannung oder Entspannung abzeichnet, sowie die ausgleichenden Verbindungen ein.

Das limbische System – dem Gefühl nach

Das limbische System hat seinen Sitz über dem Stammhirn im sogenannten Zwischenhirn und wird auch Vogel- und Säugetierhirn genannt. Hier werden Emotionen verarbeitet und Gedächtnisinhalte gespeichert, die wiederum darüber entscheiden, wie wir uns in bestimmten Situationen verhalten. Wir bekommen über das limbische System Rückmeldungen, die uns helfen, Signale aus der Außenwelt einzuordnen. Über unsere Sinnesorgane Augen, Ohren, Nase, Mund und Haut nehmen wir Reize aus der Umwelt wahr, die im Zwischenhirn verarbeitet werden. Hier findet ein Abgleich mit den Informationen und den bisher gespeicherten Erfahrungen und Emotionen statt.

Dieser Teil des Gehirns ist wichtig, um mögliche Gefahren zu erkennen und entsprechende Flucht- oder Kampfreaktionen auszulösen. Dies geschieht über die Regulation von Hormonausschüttungen, Herzfrequenz und Blutdruck.

Lassen Sie uns kurz betrachten, wie Furcht oder eine als bedrohlich erlebte Umgebung im Gehirn wirkt. In einem solchen Fall ist es die Aufgabe des Zwischenhirns, auf direktem Wege – schneller, als wir denken können – eine Flucht- oder Kampfreaktion auszulösen, die überlebenswichtig sein kann. Auf diese Weise baut sich reflexhaft eine Muskelspannung auf, die so lange anhält, wie die Gefahr nicht als gebannt wahrgenommen wird.

Bei länger anhaltender Furcht und Anspannung halten sich die Muskeln, die bereit zur Flucht oder zum Kampf sind, auf einem bestimmten Anspannungsniveau. Oft werden diese Impulse nicht ausagiert, denn in unserer zivilisierten Welt kommt es selten zu einem tatsächlichen Kampf oder einer Flucht. Wenn die Anspannung jedoch nicht gelöst wird, weil die erlebte Gefahr nicht bewältigbar erscheint, kann die Muskulatur nach einer bestimmten Zeit die Energie nicht mehr bereitstellen. Die Muskeln sind dann erschöpft, und die Spannung löst sich unwillkürlich. In diesem Fall kann es zu einem starken Zittern kommen. Hebammen berichten, dass sie dieses Phänomen des Schlotterns und Zitterns manchmal bei besonders angespannten Gebärenden beobachten. Es überkommt die Frau dann und entzieht sich jeglicher bewussten Kontrolle. Vielleicht kennen Sie solch einen Zustand in abgemilderter Form, wenn Sie sehr angespannt sind oder nach einem belastenden Ereignis das Bedürfnis verspüren, etwas abschütteln zu wollen. Dann ist es gut, dem körperlichen Impuls nachzugehen. Genauso ist es wichtig, das Zittern, durch das der Körper für Entlastung und Lockerung sorgt, nicht zu unterdrücken. Dieses Zittern ist eine positive Selbsthilfe des Körpers und sollte bewusst unterstützt und verstärkt werden.

Ihre mentalen Bewältigungsstrategien können eine zentrale Rolle dabei spielen, das Alarmsystem Ihres Körpers zu regulieren. Die Geburtswelle ist weder eine Messerattacke noch ein Überfall und sollte deshalb auch keinen Alarm auslösen, der zu einer andauernden Flucht-, Kampf- oder Erstarrungsreaktion führt. Denn sonst werden Abwehrreflexe aktiviert, durch die die Spirale aus Angst, Anspannung und Schmerz immer engere Kreise zieht.

Die Großhirnrinde – rational ist alles klar

An dieser Stelle kommt nun die Großhirnrinde ins Spiel. Im Laufe der Evolution bildete der Mensch durch verschiedene Anpassungsleistungen eine gut funktionierende Großhirnrinde, die es ermöglicht, unwillkürliche Reaktionen des autonomen Nervensystems willkürlich zu beeinflussen. Dieser entwicklungsgeschichtlich jüngste Teil erlaubt es uns, zu lernen und Wissen zu verknüpfen. Hier wird im Abgleich mit dem Gedächtnis gelernt, bewertet, entschieden und Neues mit Altem verknüpft. In diesem sogenannten Neokortex finden sich Ihre Bewertungssysteme, Vorstellungen, individuellen Wünsche und Lebenserfahrungen. Das vernunftorientierte Denken findet hier statt.

Wir sind es in der aufgeklärten westlichen Welt gewohnt, rational bewusst zu denken und vernünftige Entscheidungen zu treffen. Dabei ist es nicht unbedingt selbstverständlich, den Körper als positiven Signalgeber zu nutzen, und auch nicht, mit dem »schwangeren Bauchgefühl« zu argumentieren. Allerdings können wir gar nicht anders, als unser Zwischenhirn in die Erklärung unserer Welt mit einzubeziehen, denn es hat einen enormen Einfluss auf unsere physiologischen und emotionalen Erlebnisprozesse und unser Verhalten.

Die rationale bewertende Funktion unseres Großhirns bildete sich erst später heraus und hat somit auch eine nachgeordnete

Entscheidungsmacht. Je nachdem, welche Vorstellungen aktiviert werden, können die unwillkürlichen Prozesse des Organismus gestört oder unterstützt werden.

Die Geburt wird durch psychologische, biologische und soziale Aspekte beeinflusst. Hierbei spielen Ihre psychische Stabilität und innere Einstellungen, die körperlichen Voraussetzungen sowie auch die Beziehung zu den Geburtsbegleiterinnen eine Rolle. Zudem haben Umgebungsfaktoren wie Temperatur, Licht, Farben, Materialien, Gerüche und Geräusche einen Einfluss.

Wie gelingt der Balanceakt zwischen den individuellen Bedürfnissen und der Unterstützung von außen? Ich nehme an, Sie haben bereits eine Hebamme an Ihrer Seite und besuchen einen Geburtsvorbereitungskurs. Wahrscheinlich haben Sie sich für einen Ort entschieden, an dem Ihr Kind zur Welt kommt. Neben den inneren Prozessen spielen die äußeren Rahmenbedingungen eine Rolle. Lassen Sie uns diesen Zusammenhang bezüglich der Wahl Ihres Geburtsortes und der Kommunikation mit dem medizinischen Personal im nächsten Abschnitt näher beleuchten.

Orte der Geburt

Die Frage nach dem Geburtsort stand bis vor ca. 100 Jahren überhaupt nicht im Raum. Kinder wurden bis zu der Zeit zu Hause geboren – also in einer privaten Umgebung, die der Mutter vertraut war. Hebamme ist einer der ältesten Berufe der Welt, und diese Frauen begleiteten die Geburten.

Heute ist das anders: 98% aller Kinder werden im Krankenhaus geboren, die restlichen 2 % kommen überwiegend in Geburtshäusern oder als Hausgeburt zur Welt. Die 1960er und 70er Jahre stellten eine Hochphase der modernen Geburtsmedizin dar. Kinder wurden in Kliniken geboren, und die Technisierung der Geburt wurde mehr oder weniger unkritisch angewendet. Die Atmosphäre war geprägt von weiß gekachelten Räumen, die mit grellem Licht ausgeleuchtet wurden. Alles wirkte steril. Die Frauen lagen mit festgeschnallten Beinen auf dem Rücken – den Blicken und Untersuchungen der Ärzte und Hebammen ausgeliefert. Der Umgangston war meist autoritär und kühl. Die Industrialisierung erfasste auch die Geburt und steht für einen maschinenhaften und routinierten Ablauf, der überwacht und reguliert wurde.

Heute sind die Kreißsäle mit bunten Farben gestrichen, und man versucht, eine wohnliche Atmosphäre zu schaffen. Das Bühnenbild für die Geburt hat sich verändert. Problematisch bleibt allerdings der hohe Arbeitsdruck, dem die Ärzte und Hebammen ausgesetzt sind. Viele Aufgaben müssen von wenigen Angestellten in knapp bemessener Zeit bewältigt werden. Die Geburt in der Klinik ist einem mehr oder weniger standardisierten Ablauf unterworfen, und es bleibt wenig Zeit für eine individuelle Begleitung. Der 1:1-Kontakt zwischen Gebärender und Hebamme ist oft nicht realisierbar, und moderne Überwachungstechnik ersetzt die menschliche Begleitung. Die kontinuierliche Betreuung durch eine Hebamme ist letztendlich nur durch eine Beleghebamme in der Klinik, während einer Hausgeburt oder im Geburtshaus möglich.

Der geschützte Raum

Besonders während der Geburt ist eine Abgeschirmtheit und Privatsphäre immens wichtig. Michel Odent prägte den Begriff »Privacy«, der »bedeutet, nicht beobachtet zu werden beziehungsweise sich nicht beobachtet zu fühlen …« (Odent 2006, S. 35). Das Gefühl der Ungestörtheit entsteht im Zusammensein mit vertrauten Menschen an einem gewohnten Ort mit gedämpftem Licht. Dies trägt dazu bei, sich sicher zu fühlen, sich ganz auf sich selbst zu konzentrieren, den Dingen freien Lauf und die Hemmungen fallen zu lassen.

Ungestörtheit und Sicherheit sind essenzielle Voraussetzungen für eine natürliche Geburt. Interessanterweise suchen sich alle Säugetiere einen geschützten ruhigen Ort, um zu gebären. Sie isolieren sich von der Gruppe und verbergen sich.

In der Geschichte der Menschheit war die Geburtshilfe Frauensache, und der Beruf der Hebamme ist einer der ältesten der Welt. Geboren wurde in vertrauter Umgebung. Wie ist es heutzutage, wo die meisten Geburten in Kliniken stattfinden, trotzdem möglich, sich geschützt und geborgen zu fühlen, um sich ganz auf den natürlichen Prozess der Geburt einzulassen?

Eine effektive Möglichkeit ist die der Selbsthypnose oder des mentalen Trainings, die Sie in diesem Buch kennenlernen. Sie können auf diese Weise den natürlichen Trancezustand, der im Grunde jede Geburt begleitet, gezielt individuell nutzen und selbst regulieren.

Eine sehr effektive Übung, die in Ihr mentales Training einfließen sollte, besteht darin, sich einen geschützten Ort in Ihrer inneren Vorstellungswelt zu erschaffen. Ihnen steht damit ein innerer Raum zur Verfügung, der Ihnen vertraut ist und Geborgenheit vermittelt. Ein Ort, an dem Sie sich sicher fühlen und Außengeräusche ausblenden können. Das kann ein Ort in Ihrer Fantasie sein oder einer, den Sie bereits kennen. Wenn Sie für einen Moment die Augen schließen und sich an einen Ort zaubern, den Sie wunderschön, gemütlich und entspannend finden: Was taucht dann auf? Wir werden ausführlich im Kapitel »Mentales Training« darauf zurückkommen.

Weiterhin können Sie sich ganz praktisch mit schönen und vertrauten Dingen umgeben. Vielleicht haben Sie eine Decke, in die Sie sich auch zu Hause hüllen und es sich gemütlich machen. Ein weiches Kissen oder ein schönes Tuch könnte ebenfalls dazu beitragen, eine angenehme vertraute Atmosphäre zu schaffen. Eine Frau hat eine große Kerze während der Geburt brennen lassen, die später an den Geburtstagen ihres Kindes leuchtete und sie an diesen besonderen Tag in ihrem Leben erinnerte. Während der Geburt nutzte sie das Betrachten der Flamme – so, wie sie es trainiert hatte –, um in eine tiefe Entspannung zu gleiten.

Zwischen Gebären und Entbundenwerden

Im Folgenden möchte ich erläutern, worauf Sie in der Kommunikation mit den professionellen Geburtsbegleiterinnen im Krankenhaus achten sollten. Ins Krankenhaus gehen Menschen üblicherweise, wenn Sie krank sind oder in eine plötzliche Extremsituation geraten, die medizinische Versorgung benötigt. Das System Krankenhaus ist darauf ausgerichtet, effizient zu diagnostizieren und zu behandeln, um Gesundheit wiederherzustellen. In diesem Rahmen ist es gut, wenn sich der Patient dem System erst mal anvertraut und sich von den Experten versorgen lässt. Hier liegt ein wichtiger Unterschied zwischen jemandem, der beispielsweise aufgrund eines Unfalls medizinische Hilfe braucht, und einer Frau, die zum Gebären in die Klinik kommt. Eine Geburt ist ein natürlicher körperlicher Prozess, der von biologischen, sozialen und psychischen Aspekten beeinflusst wird. Sie ist ein Prozess, dem man nicht im Wege stehen und dessen Verlauf man so wenig wie möglich stören sollte. Je zuversichtlicher, angstfreier und entspannter Sie den Weg gehen, desto sicherer werden Sie eine selbstbestimmte natürliche Geburt erleben – Ihr ganz besonderes Erlebnis, das in einem dafür eingerichteten Raum im Krankenhaus stattfindet.

Hierbei spielen die Menschen in diesem Kontext natürlich eine große Rolle. Sie treffen auf Hebammen, Ärztinnen und Ärzte, deren Aufgabe es ist, Ihnen bei der Geburt zu helfen. Der medizinische Zweig heißt bezeichnenderweise Geburtshilfe, und die entsprechende moderne Medizintechnik steht im Hintergrund zur Verfügung. Die professionellen Helfer sind unterstützend und begleitend an Ihrer Seite.

Die standardisierten Abläufe und Zeitmangel führen jedoch manchmal dazu, dass auch die Helfer programmatisch vorgehen und wenig Möglichkeiten haben, die individuellen Ressourcen der Gebärenden zu nutzen.

Eine Lösung liegt darin, wie gut Sie vorbereitet sind: Je besser Sie wissen und ausdrücken können, welche Unterstützung Sie wünschen, desto besser können Sie kooperieren. Wie viel Geburtshilfe wünschen Sie sich und in welcher Form? Legen Sie sich einen Zettel in dieses Buch und schreiben Sie Ihre Bedürfnisse für die Geburt auf, die Sie den Geburtshelfern gegebenenfalls mitteilen möchten. Sie bekommen Ihr Kind und brauchen dafür so viel geschützten Raum und positive Zuwendung wie nur möglich.

Lernen Sie, Ihre Antennen nach innen zu richten und sich auf Ihre Intuition und Ihr Körpergefühl zu verlassen. Hierzu werden Sie vielfältige Angebote im Buch finden.

Das Bild einer Frau, die in der Geburt gemeinsam mit dem Partner gebannt auf das CTG-Gerät schaut, um zu sehen, was geschieht, ist nicht das gleiche wie eine Frau, die sich innerlich verbunden im Rhythmus der Geburt erlebt und auf ihre eigenen Bilder und Gedanken zugreift. Wenn wir von anderen die Bestätigung erwarten, dass alles gut ist, oder gar, dass man etwas gut macht, verlieren wir das Gefühl von Selbstwirksamkeit. Das ist dann ein bisschen wie in der Schule und verleitet dazu, sich kleiner zu fühlen, als man ist. Es gibt einen Unterschied zwischen Entbundenwerden und Gebären.

Kommunikation mit den Geburtshelfern

Im medizinischen Kontext kann es zu Bewusstseinsveränderungen kommen, die man sich klarmachen sollte.

Eine Geburt ist etwas Einmaliges und versetzt einen in einen außergewöhnlichen Zustand – eine Art Trance. Diesen Zustand kann man wunderbar nutzen, um sich mental auf die Geburt vorzubereiten und einen entspannten Zustand in der Geburt zu erleben. Dazu finden Sie ausführliche Informationen und Übungen im Kapitel »Mentales Training für Ihre Geburt«. Die meisten Menschen entwickeln ganz automatisch einen veränderten Bewusstseinszustand, wenn sie sich in einem medizinischen Kontext – sei es nun in der Arztpraxis oder im Krankenhaus – und in Extremsituationen befinden.

Folgende Merkmale dieser Bewusstseinsveränderung sind besonders interessant in Bezug auf die Kommunikation zwischen Patienten und den professionellen Helfern:

- Die Aufmerksamkeit ist stark fokussiert, sodass man alles auf sich bezieht, ganz besonders hellhörig ist und innere Bilder stärker aktiviert werden.
- Das Verhalten, Mimik, Gestik und bestimmte Wörter und Formulierungen ordnen Patienten anders ein als im normalen Alltag.
- Die Informationsverarbeitung ist weniger rational, sondern eher durch bildhaftes Verständnis geprägt. So kann es passieren, dass eine geplante Öffnung der Fruchtblase im Fachjargon als »Blasensprengung« angekündigt wird und wenig entspannte Bilder produziert.
- Ein weiteres Merkmal ist die selektive Amnesie, das heißt, manche Informationen sind ganz besonders im Fokus und andere werden sogar vergessen. Sie kennen das Phänomen: Jemand stellt sich Ihnen vor und in der nächsten Sekunde haben Sie den Namen vergessen.
- Das wichtigste Merkmal besteht in der gesteigerten Suggestibilität, das heißt, es besteht eine besondere Bereitschaft oder Empfänglichkeit für bestimmte Informationen oder Sachver-

halte, die der Patient in seine Wahrnehmung integriert und dann erlebt. Was jemand in einer solchen emotional bedeutsamen Situation sagt, kann sich besonders einprägen oder wortwörtlich verstanden werden. Beispielsweise kann die Ankündigung »Sagen Sie Bescheid, wenn Ihr Kreislauf wegbricht« genau dazu führen! Jeder Satz kann eine unmittelbare Einladung in ein bestimmtes Erleben sein.

Wie welche Botschaft wirkt – ob positiv oder negativ –, hängt auch davon ab, auf welche individuellen Erfahrungen sie trifft. Hilfreich ist es, sich bewusst zu machen, was Ihre grundlegenden Bedürfnisse sind und welche Form von Hilfe sich in Ihrem Leben in der Vergangenheit bereits als äußerst effektiv herausgestellt hat. Das ist auch für die professionellen Begleiter eine wichtige Information, um die Beziehung zu Ihnen hilfreich und unterstützend zu gestalten.

Schützen Sie sich vor Negativsuggestionen!

Der besondere Bewusstseinszustand hat zur Folge, dass eine besondere Offenheit für Suggestionen im Sinne von Angeboten besteht. Helfen wird manchmal damit gleichgesetzt, anderen zu sagen, was sie tun sollen. Direkte Anweisungen werden von den Patienten manchmal als Fremdbestimmung erlebt. Es kann das Gefühl entstehen, keine Wahlmöglichkeiten zu haben – was Stress hervorrufen kann.

Im medizinischen Kontext gibt es viele Quellen für Negativsuggestionen, die aufgrund der fokussierten Aufmerksamkeit und erhöhten Empfänglichkeit eine besondere Macht haben. Im Folgenden möchte ich Ihre Wahrnehmung hinsichtlich negativer Suggestionen schärfen, um sich dafür zu sensibilisieren und gleichzeitig zu immunisieren: Achten Sie in der Kommunikation auf Verneinungen, denn sie sind zwar gut gemeint, beinhalten jedoch meist eher negative Angebote wie: »Sie brauchen sich keine Sorgen zu machen« oder »Das ist gar nicht schlimm«. Der Fokus bleibt auf »Sorgen« und »ist schlimm« – das ist leider so in der menschlichen Informationsverarbeitung.

Das berüchtigte Fachchinesisch kann ebenfalls Stress auslösen. Fragen Sie dann besser gleich nach, bevor Sie sich in Spekulationen verlieren. Bemühen Sie sich bitte nicht, Witze zu verstehen – dazu ist man in einem tranceartigen Bewusstseinszustand nicht in der Lage. Ignorieren Sie jegliche Scherze und witzigen Bemerkungen, die das medizinische Personal um Sie herum macht. Oftmals ist es aufmunternd und gut gemeint oder trägt zum positiven Klima im Team bei. Die Patienten in einem tranceartigen Zustand werden jedoch oft nicht erreicht – im schlimmsten Fall kommt es zu Missverständnissen. Für Ironie braucht man das rationale Verständnis – der Trancezustand ist jedoch durch eher bildhaftes und emotionales Verstehen geprägt. Nonverbale Signale wie Körperhaltung, Gestik und Mimik haben ebenfalls suggestive Kraft. Ein kritischer Blick der Hebamme oder Ärztin auf die Aufzeichnungen des CTG-Geräts, der nicht kommentiert wird, kann Angst auslösen. Wenn Sie liegen und jemand vor Ihnen steht und etwas sagt, macht die Richtung von oben nach unten ebenfalls etwas aus. Man fühlt sich nicht auf Augenhöhe. Stattdessen kann man sich entweder selbst aufrichten oder den Arzt/die Hebamme bitten, sich einen Stuhl zu nehmen, um sich zu Ihnen zu setzen. Umgebungsfaktoren wie Geruch, Geräusche, Licht und Unterhaltungen können ebenfalls als Negativsuggestionen wirken. Je bewusster man sich dies macht, desto besser lässt es sich verarbeiten und ändern.

Machen Sie sich ruhig selektiv taub und blind für die Umgebung und die verbalen sowie nonverbalen Suggestionen, die in der Klinik auf Sie zukommen. Das beste Mittel, um sich vor Negativsuggestionen zu schützen, besteht darin, eigene positive Autosuggestionen zu nutzen und sich durch Selbsthypnose mental einen geschützten Ort zu schaffen. Hierfür finden Sie im Buch konkrete Übungen, mit denen Sie sich Ihrer Bedürfnisse bewusster werden und praktikable Strategien entwickeln können.

Im nächsten Teil geht es darum, Ihren Vorstellungen und Wünschen für die Geburt auf die Spur zu kommen.

Erwartungen und Wünsche

Es ist manchmal gar nicht so einfach, sich die Erlaubnis dafür zu geben, die eigenen Bedürfnisse und Wünsche wahrzunehmen und zu konkretisieren. In der Geburtsvorbereitung bekommen Sie viel praktisches Wissen und nützliche Tipps. Dieses Buch will ein Teil der Geburtsvorbereitung sein, der Sie ermutigt, Ihre Selbstwirksamkeit zu stärken und Ihr mentales Potenzial auszuschöpfen.

- Was sind Ihre Träume und Wünsche für die Geburt?
- Wie wollen Sie nach der Geburt auf dieses Ereignis in Ihrem Leben zurückblicken?
- Was wollen Sie auf keinen Fall erleben?
- Welche Geschichte wollen Sie am liebsten erzählen können?

Diesen grundlegenden Fragen dürfen Sie sich Schritt für Schritt nähern, um Inspiration für Ihre ganz eigenen Antworten zu sammeln. Stärken Sie im positiven Sinne Ihren Eigensinn. Nutzen Sie Ihr inneres Wissen und nehmen Sie Ihre Bedürfnisse ernst.

Wie gut darf es mir gehen?

Als das brasilianische Model Gisele Bündchen in einem Interview von der traumhaft schönen, nahezu schmerzlosen Geburt ihres ersten Kindes in der heimischen Badewanne berichtete, brach im Internet ein Sturm der Empörung los. Viele Mütter empfanden ihre Aussagen als extrem unsolidarisch und unwahr. Es gehöre sich nicht, eine Geburt positiv zu beschreiben. Denn die allermeisten Frauen erleben sie auch nicht so: Es ist schon fast normal geworden, das Schwangerschaftsende mit größten Befürchtungen zu erwarten und sich danach bestätigt zu fühlen. Auf diese Weise ist eine Schwangerschaft oft von Negativprognosen begleitet. Sich eine selbstbestimmte, freudvolle und entspannte Geburt zu wünschen ist heutzutage gar nicht so einfach, denn das muss frau sich erst mal erlauben.

Positive Geburtserlebnisse werden im Freundes- und Bekanntenkreis üblicherweise nicht ausgetauscht. Es scheint schon fast eine Art Kulturleistung zu sein, die eigenen Geburtserlebnisse zu dramatisieren und es zu vermeiden, die Aufmerksamkeit auf positive Wahrnehmungen zu lenken. Eine Solidarisierung findet hier jedoch auf der Ebene des Leidens statt! Dies führt unter anderem dazu, dass viele Schwangere sich gar nicht mehr mit ihren positiven Geburtsvorstellungen beschäftigen und ihre Geburtsängste somit aufrechterhalten werden. Auch die krampfhafte Vermeidung von angstvollen Vorstellungen lässt Druck entstehen und blockiert die Kreativität und Selbstbestimmung bei der Vorbereitung auf eine entspannte Geburt.

Doch je mehr Sie sich als Schwangere detailliert dem Ablauf der Geburt widmen und ganz individuelle Bewältigungsstrategien entwickeln, desto selbstwirksamer und bewusster werden Sie die Geburt erleben. Im Kapitel zum Thema Angstbewältigung finden Sie vertiefende Anregungen dazu.

Erwartungen und ihre Tücken

Positive Erwartungen haben eine besondere Kraft, denn sie bringen Ihre Vorstellungen in den Vordergrund. Tückisch werden Erwartungen erst dann, wenn sie möglicherweise unrealistisch sind und/oder zu stark von anderen abhängen. Es ist wichtig, nicht aus Angst vor Enttäuschungen erst gar keine Erwartungen zu haben. Im Wort Erwartungen steckt das Wort »Warte«. Es geht darum, Ihren eigenen Ausguck zu errichten und von Ihrer Warte aus auf Vorstellungen und Wünsche zu schauen. Dabei ist es wichtig, sich der eigenen Erwartungen bewusst zu werden und die wertvollen Informationen, die darin verborgen sind, zum Vorschein zu bringen. Sonst schränken sie möglicherweise den eigenen klaren Blick auf die Dinge ein und berauben sich der positiven Kraft, die darin liegt. Überlegen Sie einmal: Entspricht das Ihrer Haltung im Leben?

Beispielsweise planen Sie den nächsten Urlaub und denken höchstwahrscheinlich nicht: »Ich plane nichts, ich lasse mich mal überraschen, was mir am ersten Urlaubstag so passiert.« Wie planen Sie Ihren Urlaub? Möglicherweise träumen Sie sich an einen Ort, verbinden damit bestimmte Wünsche und Sehnsüchte, wählen ein Fortbewegungsmittel, wissen, mit wem Sie reisen möchten, und schwelgen im Vorfeld schon in tollen Bildern und genießen die Vorfreude.

Das sollte bei der Vorbereitung auf Ihre Geburt nicht anders sein! Das Fantastische an der Geburt ist die lange Zeit der Vorbereitung. Hier passiert nicht plötzlich aus heiterem Himmel etwas, sondern Sie haben eine übersichtliche Zahl von Wochen vor sich, in denen Sie sich in aller Ruhe auf dieses Ereignis vorbereiten. Also weiter mit den Vorbereitungen – gemeinsam mit Ihrem Kind geht es wieder auf die Reise zu sich selbst.

Auch wenn keiner fragt: Ich will es wissen

Es ist nicht selbstverständlich, dass eine Frau intensiv nach den eigenen Vorstellungen und Wünschen für die Geburt befragt wird. Oftmals wird aufgeklärt, beraten und Wissen vermittelt. Es gibt Dienstleistungen, Anbieter und Ratgeber zum Thema. Wir können im Internet auf vielfältige Informationen zugreifen. Frauen brauchen jedoch auch einen geschützten Raum, um Ihrer Bedürfnisse, Wünsche und Befürchtungen gewahr zu werden. Ich wünsche mir, dass dieses Buch solch eine Art geschützter Raum sein kann, in dem Sie sich entfalten.

Auf die Frage »Was wünschen Sie sich für die Geburt?« berichten mir Hebammen, dass sie im ersten Moment oft die Antwort bekommen: »Es soll schnell gehen und ich will keine Schmerzen haben.« Das ist erst einmal eine interessante Information, die den Auftakt für möglichst viele weitere Fragen gibt – zum Beispiel: »Wie schnell denn genau?« Hier öffnet sich ein Zeitfenster, das interessante Informationen enthält. Selbst die Antwort »Es soll nicht zu lange dauern« beinhaltet bereits eine implizite Zeitangabe, denn die Frau, die das sagt, weiß innerlich, was zu lange für sie bedeutet. Was heißt genau »nicht zu lange«? Was bedeutet »keine Schmerzen«? Gar nichts spüren? Was wollen Sie statt der Schmerzen spüren? Je mehr nachgefragt wird, desto differenzierter werden die Vorstellungen. Diese sind alle bereits in Ihnen, und es geht darum, sich mehr und mehr zu erlauben, den eigenen Vorstellungen näherzukommen. Manchmal folgt auf die Frage nach eigenen Vorstellungen und Wünschen die Antwort: »Ich habe keine bestimmten Erwartungen.« Meiner Meinung nach stimmt es nie, dass eine Frau keine Erwartungen für dieses einmalige Erlebnis hat. Es ist wichtig, vertrauenswürdige Begleiter an Ihrer Seite zu haben, mit denen Sie über Ihre Gedanken, Wünsche und Befürchtungen sprechen können. Machen Sie sich bewusst, was Sie brauchen, um eine gute Beziehung zu Ihren Geburtsbegleiterinnen aufzubauen.

Es auf sich zukommen lassen oder selbstbestimmt darauf zugehen

Ich möchte Sie ermutigen, sich Ihre Erwartungen bewusst zu machen, und Sie gleichzeitig dafür sensibilisieren, welche Fallstricke darin liegen, Erwartungen zu vermeiden. Es gibt die immer noch weitverbreitete Haltung, die besagt: »Eine Geburt kann man nicht planen, man muss sie einfach auf sich zukommen lassen.« Dieser Glauben der Nichtplanbarkeit ist nur dann sinnvoll, wenn wir die Geburt als einen Körperprozess sehen, der sich in manchen Teilen unserer bewussten Steuerung entzieht. Mit bewusst meine ich hiermit, dass die Abläufe nicht willentlich herbeizuführen sind, sondern einer hormonellen Choreografie folgen, die durch entwicklungsgeschichtlich ältere Gehirnbereiche aktiviert wird. Eine Geburt ist in dem Sinne von vornherein planbar, da es einen natürlichen Geburtsprozess gibt, der innerhalb der Evolution des Menschen in uns verankert worden ist. In den meisten Fällen hat der Geburtsprozess einen regelmäßigen Ablauf. Den kann man in jedem Lehrbuch nachlesen, und spätestens im Geburtsvorbereitungskurs wird darüber ausführlich informiert.

Tückisch wird die Vorstellung der Nichtplanbarkeit erst dann, wenn Frauen tatsächlich ihre Geburt nicht als selbstbestimmt steuerbaren Prozess sehen. Dann erlauben sie es sich nicht, selbstbewusst ihre Bedürfnisse und Kompetenzen wahrzunehmen und sich individuell auf die Geburt vorzubereiten. Wenn man dem Glauben anhängt, »es einfach auf sich zukommen zu lassen«, vertraut man auch automatisch darauf, dass Ärzte und Hebammen dann schon wüssten, wie es richtig läuft. Wenn die eigenen Einstellungen und Wünsche nicht formuliert werden, kann es passieren, dass man sich dem, was von außen angeboten oder entschieden wird, ausgeliefert fühlt.

Die Geburt wird Ihre ganz individuelle elementare Erfahrung, und Sie sind die Expertin für Ihren Körper! »Ich lasse es auf mich zukommen« ist eine Möglichkeit, die Geburt zu erleben. Interessant ist hierbei die Frage: »Was genau ist es denn, was auf mich zukommt?« Kommt es von außen, von innen oder woher kommt es eigentlich? Interessant ist besonders, auf welche Kompetenzen und Vorstellungen es in Ihnen trifft. Je konkreter Sie sich bewusst machen, was auf Sie zukommt, desto zielgenauer können Sie sich vorbereiten.

Es ist ein Unterschied, ob etwas auf mich zukommt oder ob ich meinen Weg gehe und mir selbst entgegenkomme. Machen Sie sich bewusst, dass es dafür bereits mehr oder weniger konkrete Vorstellungen in Ihnen gibt. Ich möchte Sie im weiteren Verlauf des Buches ermutigen, die Tür in die eigene Vorstellungswelt zu öffnen. Vorhang auf, treten Sie ein!

Kraftquellen

Innere Kraftquellen

Sie sind eingeladen, sich auf eine Entdeckungsreise zu Ihrem inneren Wissen und all den Fähigkeiten zu machen, die Sie in sich tragen und mit denen Sie bereits viele Herausforderungen des Lebens gemeistert haben.

Von grinsenden Katzen und dem, was man nicht will

Ich mache ab und zu die Erfahrung, dass Frauen auf die Frage nach Erwartungen für die Geburt zuerst berichten, was auf keinen Fall geschehen soll. Das sind wichtige Hinweise, die wahrgenommen werden wollen. Sonst können diese Vorstellungen weitere Ängste nähren. Es ist gut, schon mal zu wissen, was man nicht will. Allerdings ist das nur eine Seite von mehreren, die für eine optimale Geburtsvorbereitung betrachtet werden sollten. An diesem Punkt gilt es, weiterzudenken und sich auszumalen, wie es stattdessen sein soll. Wenn Menschen sich hauptsächlich darauf fokussieren, was sie nicht wollen, entsteht die paradoxe Wirkung, dass sie genau darauf zusteuern.

Sie kennen sicherlich die Streiche, die unsere Wahrnehmung uns spielt, wenn man jemanden auffordert, an etwas Bestimmtes *nicht* zu denken. Gut beobachten lässt es sich beispielsweise, wenn man einem rennenden kleinen Kind sagt, es solle bloß nicht hinfallen. Meist wird das Kind dann wackelig und fällt erst recht. Besser wäre der Hinweis: »Lauf langsamer!«

Vielleicht haben Sie noch einiges zu regeln, bevor Ihr Kind geboren wird. Bitte denken Sie nicht daran und lassen Sie auch keine Bilder vor Ihrem inneren Auge auftauchen, was Sie noch tun müssen … Sie merken schon: Es klappt nicht! Wahrscheinlich auch nicht, wenn Sie sich jetzt keine fliegende Grinsekatze, die gerade vor Ihrem Fenster vorbeifliegt, vorstellen sollen.

Jede Vorstellung bzw. bestimmte Wörter lösen innere Suchprozesse aus und produzieren die dazugehörigen Bilder, Gedanken und Gefühle, die sich auf körperlicher Ebene auswirken. Um zu erreichen, dass man sich etwas Bestimmtes *nicht* vorstellen soll, muss man es sich erst einmal vorstellen. Das ist uns im Alltag oft nicht bewusst und läuft ganz automatisch ab. Problematisch daran ist die oft ausschließliche Ausrichtung auf innere Bilder und die dazugehörigen Gefühle, die eigentlich gar nicht im Fokus sein sollen. Wir programmieren uns dann auf die Dinge, die wir eigentlich nicht wollen.

Es geht darum, zusätzlich das, was gewollt und gewünscht ist, ins Spiel zu bringen. Auf diese Weise kommt Bewegung in die Sache und es entstehen verschiedene Optionen, zwischen denen man wählen kann.

Der Unterschied zwischen gut gemeint und gut gesagt

Im medizinischen Kontext hinterfragen immer mehr professionelle Helfer die Auswirkungen von sprachlichen Formulierungen. Gut gemeinte Formulierungen wie »Sie brauchen keine Angst zu haben« oder »Es gibt keinen Grund zur Beunruhigung« fokussieren auf »Angst« und »Beunruhigung« und verstärken diese im schlimmsten Falle noch. Besser wäre es, die Aussage zu konkretisieren und zu sagen, warum nicht. Der Unterschied zwischen gut gemeint und gut gesagt ist sehr groß, denn gut gemeinte Ermahnungen können negative Auswirkungen haben. »Verkrampfen Sie sich nicht, lassen Sie los und entspannen Sie sich« ist sicherlich gut gemeint. Allerdings wird ein Mensch, der gerade ängstlich angespannt ist, sich damit nicht unterstützt fühlen. Meist ist das Gegenteil der Fall: Er wird sich noch unfähiger und hilfloser fühlen, denn wahrscheinlich täte er nichts lieber als das, weiß jedoch nicht, *wie.* Die Folge kann sein, dass sich das unerwünschte Verhalten verfestigt, statt sich aufzulösen. Dann braucht es hilfreiche Angebote bzw. konkrete Anleitungen, wie man sich am besten entspannen kann.

Der Dreh besteht darin, den momentanen – leidvollen – Zustand zu benennen und einen Vorschlag zu machen, wie es gelingen kann, in einen besseren zu gelangen. Beispielsweise hilft es dann, wenn jemand die Anspannung verbal spiegelt: »Ich sehe, Sie sind sehr angespannt und atmen flach«, um anschließend ein freundliches Angebot zu machen: »Was halten Sie davon, einen Moment auf Ihren Atem zu achten und zu beginnen, einzuatmen und lange auszuatmen … gut so – und vielleicht sogar für einen kleinen Moment die Augen zu schließen …« Achten Sie darauf, wer, wie und wann mit Ihnen spricht und immunisieren Sie sich gegen negative Suggestionen. Ein zentraler Teil dieses Buches besteht darin, Möglichkeiten der Selbstregulation kennenzulernen. Dann können Sie ihre Empfindungen selbst spiegeln und sich das erwünschte Erleben bahnen.

Angst und Mut

Es ist ein mutiger Schritt, sich bewusst zu machen, was Sie nicht erleben wollen. Mutig, weil das Bewusstwerden gleichzeitig ermöglicht, es anzuschauen und sich zu fragen: Und falls es doch so kommt?

Eine Frau, die große Angst vor einem Kaiserschnitt hatte, begann, sich damit auseinanderzusetzen, was dann genau auf sie zukäme. »Wie wäre es, wenn …? Worauf will ich dann vorbereitet sein und was ist dann wichtig für mich?« Sie klärte Fragen, wie der erste Kontakt zum Kind in der Klinik gehandhabt wird, wie der Partner einbezogen würde, wie sie die Pause zwischen der Entscheidung und der Operation erleben will, und andere Dinge. Indem sie konkrete Informationen und neues Wissen sammelte, überwand sie die vordergründigen Schreckensbilder, die sie zu dem Thema abgespeichert hatte.

Zuvor hatte sie nur der Gedanke daran in Angst und Anspannung versetzt, und sie hatte viel Energie darauf verwendet, ihn zu verdrängen. Auf diese Weise blieb weniger zuversichtliche Kraft für das übrig, was sie sich eigentlich wünschte. Je mehr sie sich dem Thema aus verschiedenen Perspektiven näherte, umso mehr Abstand gewann sie. Das klingt im ersten Moment paradox, unterstützt jedoch den Prozess, nicht mehr von ängstlichen Gefühlen und Bildern überflutet zu sein.

Die konkreten Informationen und die damit verbundenen Handlungsmöglichkeiten beruhigten sie und halfen, die Gedanken daran zu akzeptieren. Wenn wir etwas akzeptieren, können wir es loslassen und neue Möglichkeiten wahrnehmen. Die Gedanken daran, einen Kaiserschnitt in Kauf zu nehmen, verwandelten sich nicht mehr automatisch in ein Gefühl von Angst und Anspannung, gegen das sie ankämpfte. Sie hatte eine eher sachliche Sicht entwickelt und dachte hauptsächlich daran, wie sie den Kontakt zu sich selbst und ihrem Kind hält. Die Gedanken tauchten ab und zu auf, und sie ließ sie, während sie kurz die Augen schloss, vorbeiziehen. Stattdessen konzentrierte sie sich auf ihre Atmung, entspannte die Schultern und stellte sich vor, wie orangefarbenes Licht ihren Körper umhüllt. So viel sei noch verraten: Es war am Ende kein Kaiserschnitt notwendig.

In Zeiten, als das Wünschen noch geholfen hat …

So ähnlich beginnen Märchen, und im nächsten Schritt können Sie sich mit Ihren Wünschen für die Geburt befassen. Das heißt nicht, dass Sie ungeschützt in eine heile Wunschwelt spazieren sollen. Das wäre eine eindimensionale Sicht, die unflexibel macht und Ihre vielfältigen Kompetenzen einschränkt. Allerdings ist es für die mentale Geburtsvorbereitung grundlegend, sich den eigenen Erwartungen und Wünschen zu widmen. Sehen Sie es vielleicht eher als eine Wanderung auf die helle Seite, die es Ihnen ermöglicht, für die Verwirklichung Ihrer Wünsche konkret etwas tun zu können. Je besser Sie wissen, was Ihnen wichtig ist, desto fruchtbarer ist der Austausch mit Ihrer Hebamme, den Geburtshelfern und Ihrem Partner – und deren Unterstützung.

Nehmen Sie sich nun Zeit, Ihren Wünschen für die Geburt ganz konkret Gestalt zu geben. Vielleicht hilft es Ihnen heute schon, Ihrem Kind im Rückblick davon zu erzählen, wie Sie beide und Ihre Geburtsbegleiterinnen die Geburt gemeistert haben. Was würden Sie Ihrem Kind am liebsten erzählen? Was besprechen Sie heute mit dem Kind, um gut vorbereitet zu sein?

Ich möchte Sie ermutigen, jetzt einen Raum zu betreten, in dem Ihre Vorstellungen Platz nehmen.

Ermächtigen Sie sich, Bilder, Gedanken und Gefühle entstehen zu lassen, die aus Ihrer Warte wichtig sind, um eine entspannte freudvolle Geburt zu erleben. Seien Sie sich eine liebevolle Zuhörerin, ohne jegliche Bewertung – wertschätzend und neugierig. Bitte schreiben Sie jetzt spontan auf, was Ihnen wichtig ist!

_____

_____

_____

_____

_____

_____

_____

_____

Schauen Sie sich Ihre Notizen an und gewichten Sie. Würde es sich anbieten, eine Rangfolge zu erstellen? Vielleicht eignet sich die eine oder andere Vorstellung dazu, aus ihr bereits eine kraftspendende Affirmation zu kreieren – eine Art gedanklicher Anker, dessen Wirkung wir uns im Kapitel »Mentales Training« zuwenden. Jetzt dürfen Sie weiter Ihren individuellen Kraftquellen und dem inneren Wissen über sich selbst folgen.

Das Kraftquelleninterview

Sie erleben gerade eine besondere Zeit Ihres Lebens – ein Kind wächst in Ihnen heran und bringt viele neue Saiten zum Klingen. Auf der weiteren Reise Ihrer Geburtsvorbereitung können Sie sich nun Ihren Kraftquellen oder Ressourcen zuwenden. Ressourcen lassen sich definieren als die inneren Potenziale eines Menschen und betreffen Fähigkeiten, Fertigkeiten, Kenntnisse, Geschicke, Erfahrungen, Talente, Neigungen und Stärken. Davon haben Sie mehr, als Ihnen wahrscheinlich im Moment bewusst ist, denn wir können nicht auf alle gleichzeitig zugreifen. Ihre Persönlichkeit, die bisherigen Lebenserfahrungen und die damit verbundene Einstellung zum Leben haben Auswirkungen auf die Geburt und die Vorbereitung darauf. Wie leben Sie, und was ist Ihnen wichtig? Die nächste Übung soll diese Frage vertiefen, um daraus wichtige Hinweise zur Vorbereitung auf die Geburt zu ziehen.

Ihr persönliches Kraftquelleninterview

Wählen Sie zwischen den drei Interviewformen und starten Sie entspannt.

a) Sie können die Interviewfragen schriftlich beantworten und anschließend eine Überschrift oder Schlagzeile für das Exklusivinterview mit ... entwerfen.

b) Sie können sich vorstellen: Ein/e Interviewer/in befragt einen guten Freund oder eine gute Freundin von Ihnen, weil er/sie etwas über Sie als Mensch erfahren möchte. Wer ist diese Frau? Wie geht sie durchs Leben? Was ist ihr besonders wichtig? Nehmen Sie sich einen Moment Zeit, um die neugierigen Fragen zu beantworten.

c) Sie können Ihren Partner bitten, Ihnen ein paar Fragen zu stellen und Ihnen – das ist besonders wichtig – einfach kommentarlos und wertschätzend zuzuhören.

1) Wenn Sie einfach mal abschalten wollen, was ist Ihre Lieblingsbeschäftigung?

2) Was waren bisher wichtige Lebenserfahrungen, an denen Sie gewachsen sind?

3) Was brauchen Sie, um sich zu entspannen?

4) Was schätzen andere an Ihnen?

5) Welche Eigenschaften beschreiben Sie am besten?

6) Wann, wie und wo fühlen Sie sich besonders wohl?

7) Wofür liebt Ihr Partner Sie?

8) Woraus schöpfen Sie Kraft?

9) Worauf legen Sie besonderen Wert in Ihrem Leben?

10) Womit kann man Ihnen eine wahre Freude machen?

11) Wann sind Sie mit sich selbst zufrieden?

12) Wenn Sie eine Landschaft wären, was gäbe es da zu sehen?

13) Wann waren Sie das letzte Mal richtig stolz auf sich?

14) Wie schenken Sie Ihrem Körper pures Wohlbefinden?

15) Welches Tier verbinden Sie mit Ihren positiven Eigenschaften?

16) Welche Momente in Ihrem Leben haben Sie als besonders schön in Erinnerung?

17) Welches Lebensmotto passt am besten zu Ihnen?

18) Wenn Sie auf Ihr inneres Wissen hören: Was ist ein wichtiger Hinweis, den Sie sich selber geben?

19) Was ist Ihr persönliches Rezept, um schwierige Situationen zu meistern?

20) Wenn Ihr Leben verfilmt würde – wie wäre der Titel? Welche Schauspielerin würde Sie darstellen?

TIPP

Schreiben Sie die Fragen auf Kärtchen. Immer, wenn Sie Lust haben, greifen Sie ein Kärtchen aus dem Stapel und finden Ihre Antworten. Sie können Menschen, die Sie gut kennen, ebenfalls bitten, Ihnen etwas über Ihre Kraftquellen zu erzählen.

Ressourcenanker für einen guten Zugang zu sich selbst

Manchmal ist es so, dass wir trotz aller vorhandenen Potenziale nicht auf unsere Ressourcen zugreifen können – entweder, weil beispielsweise eine Stressreaktion unser Gedächtnis blockiert oder einschränkende Glaubenssätze sie überdecken. Die folgende Übung hilft Ihnen, sich in einen selbstbewussten Zustand zu versetzen. Durch diesen Prozess und die Selbstverankerung über den Körper wird es Ihnen leicht fallen, sich immer dann, wenn Sie es brauchen, in einen guten Zustand zu versetzen.

Ressourcenanker für einen guten Zugang zu sich selbst

Diese Übung hilft Ihnen, sich in einen positiven ressourcenvollen Zustand zu versetzen. Sie werden den Zugang zu dieser Kraftquelle jederzeit aktivieren können und somit Ihren Zustand positiv verändern.

1. Schritt: Ressourcen – Situationen wachrufen

Nehmen Sie sich etwas Zeit und suchen Sie möglichst drei unterschiedliche Begebenheiten, in denen Sie als Erwachsene viel Stärke und Ressourcen zur Verfügung hatten. Erinnern Sie sich an Situationen, in denen Sie sich ganz wohlgefühlt haben! Es spielt keine Rolle, aus welchem Bereich die Situation stammt – vielleicht eine Urlaubserinnerung, Sport, Familie, berufliche Situation ...

2. Schritt: Auswahl

Wählen sie aus den drei Situationen die schönste aus!

3. Schritt: Rein ins Vergnügen! Tauchen Sie in diese Situation genüsslich ein!

Stellen Sie sich nun diese schönste Situation vor, als würden Sie diese hier und jetzt erleben. Versetzen Sie sich mit allen Sinnen hinein ... Wo sind Sie? Wo stehen Sie? Wo sitzen Sie ... Welche Körperhaltung haben Sie? Gehen Sie in diese Körperhaltung! Was sehen Sie? Was gibt es zu hören? Spielt ein besonderer Duft eine Rolle? Was schmecken Sie? Welche Farben und Formen tun Ihnen gut? Woran im Körper spüren Sie, wie gut es Ihnen gerade in dieser Situation geht? ...

4. Schritt: Verankern Sie den Ressourcenzustand!

Wenn Sie ganz und gar in dieser kraftvollen Situation aufgehen, nutzen Sie einen besonders intensiven Moment, der im Gedächtnis schon mal verknüpft war, um ihn neu zu verknüpfen. Wenn das Gefühl am lebendigsten und stärksten ist, atmen Sie tief ein und langsam aus, lassen die Schultern sinken und drücken gleichzeitig Ihre Daumen und Zeigefinger zusammen. Dies ist Ihre Selbstverankerung.

5. Schritt: Den Einsatz planen

Wann können Sie diesen Zustand und die Aktivierung dieser Kraftquelle in der Zukunft nutzen?

Auf der Suche nach Ihren Besonderheiten kann die folgende Übung im Hinblick auf eine selbstbestimmte Geburt weitere gute Hinweise geben:

Hollywood lässt grüßen

Stellen Sie sich vor, Ihr Leben wird verfilmt. Es handelt sich um einen Hollywoodfilm, und da wird ja bekanntlich alles in den schönsten Farben gemalt und mit guter Musik unterlegt! Nehmen Sie sich nun Zeit und machen Sie es sich in einem imaginären Kinosessel so richtig bequem. Lassen Sie die schönsten Momente Ihres Lebens und wichtige Lebensstationen vor Ihrem inneren Auge vorbeiziehen. Lassen Sie sich überraschen, wie der Film beginnt. Gibt es Rückblenden und möglicherweise – im Film ist ja alles möglich – sogar Ausblicke in die Zukunft? Entspannen Sie sich und genießen Sie den Auftritt als Hauptperson!

TIPP
Sie können auch ein imaginäres Fotoalbum anlegen – voller Schnappschüsse von Ihren Ressourcen.

Bitte recht freundlich

Wenn wir mit uns selbst sprechen, ist es interessant, darauf zu hören, mit welcher Betonung und inneren Haltung wir das tun. Manchmal scheinen da ganz unterschiedliche Stimmen in uns zu sprechen – mal liebevoll zuwendend, mal tadelnd oder antreibend. Kennen Sie Ihre inneren Stimmen, die sich ab und zu melden und kommentieren, was sie tun? Nur mal angenommen, Sie würden sich selbst während der Geburt begleiten – woran würden Sie spüren, dass Sie sich selbst eine gute Geburtsbegleiterin sind? Wie würden Sie mit sich sprechen? Woran merken Sie, was Sie brauchen? Woran merken Sie, dass Sie sich verstanden und geachtet fühlen? Wodurch spüren Sie, dass man Ihre Grenzen wahrt?

Vielleicht sind Sie ab und zu in Zwiesprache mit Ihrem Kind vertieft. Welchen Ton und welche Formulierungen wählen Sie dann gerne? Welche innere Haltung nehmen Sie ein?

Wozu auch immer Sie dies inspiriert – gehen Sie liebevoll, freundlich zugewandt und respektvoll mit sich um.

»Mutterschutz«

Manchmal sind die Menschen in unserem Umfeld gar nicht so leicht zu bremsen, ungefragt Ratschläge zu verteilen oder eher beunruhigende Geburtsgeschichten zu erzählen. Wie wir oben gesehen haben, sind so manche Formulierungen gut gemeint, haben allerdings eine negative Auswirkung. Manche Äußerungen bringen innere Suchprozesse in Gang, die man eigentlich gar nicht braucht. Gerade während der Schwangerschaft sind Frauen besonders sensitiv und brauchen zuversichtliche Gelassenheit. Das ist eine interessante Lernchance, denn viele Frauen berichten mir, dass sie in dieser Zeit besser auf sich achten. Sie spüren bewusster, wann andere Menschen über ihre Grenzen gehen, und lernen, den anderen Grenzen zu setzen. So, wie das Kind Tag für Tag wächst, wachsen die Frauen über sich hinaus!

So eine Grenze kann etwas sehr Angenehmes sein. Dann entstehen Abstand und Raum, in dem man sich freier bewegen kann. Eine Grenze, die nach außen schützt und nach innen wohltut. Wäre es nicht wunderbar, wenn man eine Art Schutzmantel oder Schutzhülle um sich herum hätte? So ein Schutzschild ist etwas sehr Nützliches und kann aus verschiedenen Materialien bestehen, er kann farbig sein, leicht oder fest. Manche Menschen haben eine Lichtdusche, die sie umhüllt, andere ein seidenes Zaubertuch um die Schultern geschlungen, andere stellen sich einen weichen Mantel vor, wieder andere strahlen von innen und bilden einen Schutzraum um sich herum und manche fühlen sich mit einer besonderen Kopfbedeckung gut behütet.

Vielleicht haben Sie Lust bekommen, sich Ihren ganz eigenen Schutz zu entwickeln, um sich dann, wenn es nötig ist, leichter abzugrenzen. Dann schließen Sie einen Moment die Augen und atmen Sie ein und lange aus – gönnen Sie sich jetzt die Zeit zu genießen, welche Ideen ihre Fantasie auswählt!

Angst in Energiequellen verwandeln

Angst – ein Gefühl und Wegweiser

Wenn wir uns im Folgenden dem Aspekt der Angst zuwenden, lassen Sie uns zunächst einige Gedanken sammeln, was es mit der menschlichen Angst auf sich hat. Erinnern Sie sich an den Kreislauf aus Angst, Anspannung und Schmerz. In diesem Kapitel wird es darum gehen, den Aspekt der Angst näher zu beleuchten und Bewältigungsstrategien zu entwickeln. In der Angst steckt meist ein guter Wegweiser, der beachtet werden will und der den Weg hin zu Mut und Zuversicht zeigt.

Es gibt keinen Menschen, der in seinem Leben nicht ab und zu Angst verspürt. Jeder erlebt das Gefühl von Angst auf ganz individuelle Weise. Es setzt sich zusammen aus Gedanken, Gefühlen und Körperreaktionen. Angst lässt sich nicht dauerhaft wegreden, man kann nicht die Augen davor verschließen oder sie einfach verschweigen. Menschen sind von Natur aus ängstliche Wesen und das ist gut so, denn umsichtiges und bedachtes Verhalten sicherte das Überleben der Spezies. Befürchtungen und ängstliche Gedanken während der Schwangerschaft und hinsichtlich der Geburt erlebt jede Frau. Es wäre übermenschlich, gegenüber dieser Herausforderung völlig bedenkenlos zu sein.

Angst ist in erster Linie ein Gefühl und drückt Besorgnis aus – die Besorgnis um das eigene körperliche und seelische Wohlergehen. Die Wahrnehmung von Angstgefühlen äußert sich in einer – manchmal diffusen – Unruhe und Aktivierung. Die Gedanken kreisen und lassen sich nicht ordnen. Man fühlt sich blockiert. Evolutionsgeschichtlich gesehen hat Angst eine wichtige Funktion. Sie schärft unsere Sinne und stellt eine Art Schutzmechanismus dar. Sie hilft uns, in Gefahrensituationen zu handeln und Energie bereitzustellen. Konstruktiv damit umzugehen heißt, Strategien zu entwickeln, wie man der Angst begegnen und ihre Kraft nutzen kann. Sie weist uns den Weg zu berechtigten und bisher noch nicht ausreichend beachteten Bedürfnissen. Sie fordert Achtsamkeit für die eigenen Werte. Angst entsteht meist vor dem Hintergrund des Neuen, für das wir noch keine überprüften Bewältigungsstrategien haben. Deshalb braucht es Mut und eine Sehnsucht, die es uns ermöglicht, Schritt für Schritt in neue Erfahrungsfelder zu gehen.

Quellen der Angst – eine Spurensuche

Ängstliche Gefühle hinsichtlich der Geburt tauchen bei den meisten Frauen ab und zu auf. Sie werden aus verschiedenen individuellen Quellen, aus negativen Erfahrungsberichten anderer, eigenen bereits gemachten Geburtserfahrungen oder aus der Familiengeschichte genährt. Ängstliche Gedanken und Sorgen während der Schwangerschaft können durch Informationen von außen aktiviert werden. Die Schwangerschaft ist heutzutage von mindestens zehn Vorsorgeuntersuchungen begleitet. Bereits in dem Wort kommt der Begriff »Sorge« vor – die Wirkkraft von Worten ist hierbei nicht zu unterschätzen und lenkt die Gedanken in eine bestimmte Richtung.

Untersuchungsergebnisse haben immer eine suggestive Wirkung, denn die meisten Menschen sind im medizinischen Kontext extrem aufmerksam und nehmen jedes Wort und jede Geste sehr genau wahr. Hierbei besteht die Gefahr, dass Erklärungen – die eventuell unter Zeitdruck formuliert wurden – unverständlich bleiben und verunsichern. Auf diese Weise werden besorgniserregende Bilder und Gefühle produziert, die durch die erhöhte Aufmerksamkeit besonders präsent bleiben. Die Effekte von Sprache und nonverbalen Signalen – wie Mimik, Gestik, Stimmlage – und Umgebungsfaktoren sind immens und können stark beunruhigen.

Hierbei spielt der sogenannte Noceboeffekt eine Rolle – ein psychobiologisches Phänomen, das während eines Behandlungsprozesses entstehen kann. Dabei treten Beschwerden und Symptomverschlimmerungen auf, die entweder bei Scheinbehandlungen (im Rahmen klinischer Studien), durch gezielte oder unbeabsichtigte Suggestionen und negative Erwartungen entstehen. So kann allein das Lesen der Nebenwirkungen eines Medikaments bei manchen Menschen die dort beschriebenen Beschwerden auslösen. Für Ärzte besteht ein ethisches Dilemma zwischen der Pflicht, die Patienten über mögliche Gefahren und Nebenwirkungen zu informieren, und dem Bemühen, gleichzeitig zu vermeiden, dass es durch die Aufklärung zu Noceboeffekten kommt.

Gerade in besonderen Situationen – und Schwangerschaft und Geburt gehören dazu – sind Menschen besonders empfänglich für Botschaften, die sie im Behandlungskontext erhalten. Dann entsteht oft unwillkürlich ein Trancezustand, in dem Worte, Gestik und Mimik eine ganz besondere Bedeutung bekommen. Aus nicht eindeutig formulierten Aussagen können sich Missverständnisse entwickeln, und negative Suggestionen führen dann zu einem einseitigen Fokus.

In der Medizin geht es darum, Symptome zu identifizieren und Krankheiten richtig zu diagnostizieren, um geeignete Maßnahmen einzuleiten und die Gesundheit wiederherzustellen.

Während der Schwangerschaft – die ja nun mal an sich keine Krankheit darstellt – unterziehen sich die meisten Frauen mindestens zehn ärztlichen Untersuchungen. Der Gynäkologe Alfred Rockenschaub beschreibt die Situation wie folgt: »Eine besondere Methode, Angst zu machen, liegt in der Art und Weise, wie man diese auszutreiben pflegt. Man erklärt der Frau beflissen, dass sie gar keine Angst zu haben brauche, und schickt sie dann zwecks Verminderung des Risikos irgendeiner irgendwo ständig lauernden Gefahr von einem Beratungsteam zum anderen« (Rockenschaub 2005, S. 69).

Seit ca. 200 Jahren entwickelt sich die Geburtsmedizin, in den vergangenen 60 Jahren besonders rasant. Heute kann sich kaum eine Frau diesem medizinischen Prozedere mit gutem Gefühl entziehen. Die Untersuchungen der Schwangeren haben damit – wie im medizinischen Rahmen sonst sinnvoll – den Fokus auf Defizite und mögliche Störungen der natürlichen Abläufe. So kommt es, dass manch eine Frau mit der einen oder anderen Botschaft verunsichert wird. Sei es »Ihr Kind ist zu groß« oder »zu klein«, »Es ist zu wenig Fruchtwasser vorhanden« oder »zu viel Fruchtwasser«, »Ihr Becken ist sehr eng«, »In Ihrem Alter gehören Sie zu den Risikoschwangeren« oder »Ihr Blutdruck ist zu hoch« oder »Wir müssen auf einen Schwangerschaftsdiabetes testen«, »starker Eisenmangel« und so weiter und so fort.

Viele Frauen fühlen sich durch die Informationen aus den Vorsorgeuntersuchungen stark beunruhigt und besorgt. Eine Information wie »Das Kind ist zu groß« kann einen inneren Suchprozess auslösen, der sie mit angstvollen Gefühlen überflutet. Das passiert meist, wenn die Information erklärungsbedürftig geblieben ist und keine zeitnahe innerlich beruhigende Auflösung gefunden wird. Dann steigert sich die Verunsicherung und verankert sich – gekoppelt an ängstliche Gefühle – in der Vorstellungswelt. Fragen tauchen auf wie beispielsweise: Das

Kind ist zu groß im Vergleich womit? Was bedeutet das für die Geburt? Ist mein Kind krank oder gefährdet? Wie soll ein zu großes Kind den natürlichen Geburtsweg nehmen? Und so weiter.

Aus Worten werden Bilder und Gefühle. Eine weitere Quelle der Angst beschreibt der Gynäkologe Alfred Rockenschaub in seinem Buch »Gebären ohne Aberglaube« mit folgenden Worten: »Wie schleichende Angst erzeugt wird, zeigen die – im Gegensatz zu den anatomischen Atlanten – in den geburtshilflichen Lehrbüchern gegebenen Beschreibungen des Beckens. Da wird aus einem (fügsamen) Beckengürtel der Anatomen ein (enger) Beckenkanal und Geburtskanal, aus dem (geschmeidigen) Beckenzwerchfell ein (hartfaseriger) Beckenboden und dem Bindegewebe zwischen After und Scheidenausgang, der (plastischen) massa perinaei, ein Damm vor der Scheide. Für Laien alles in allem ein enger Kanal mit einem fest gefügten Boden und einer Dammbarriere vor seinem Auslass« (Rockenschaub 2005, S. 69).

Seit dem Jahr 2000 steigt die Zahl der wissenschaftlichen Untersuchungen zum Thema Nocebo kontinuierlich an. Immer mehr Menschen, die im medizinischen Kontext arbeiten, beschäftigen sich mit der Auswirkung ihres verbalen und nonverbalen Ausdrucks. Die Betrachtung der negativen Auswirkung von Sprache und anderen Umgebungsfaktoren macht deutlich, wie angstvolle Gedanken und Gefühle fixiert werden können. Das ist eine Belastung für Mutter und Kind und geht meist mit großem Stresserleben und Verunsicherung einher. Das muss aber nicht so sein.

Wie können Sie sich schützen?

Lassen Sie sich vor der Durchführung von Untersuchungen über deren Zielsetzung, Aussagekraft, Risiken und vor allem

Konsequenzen beraten. Was soll am Ende der Untersuchung herauskommen? Will ich das überhaupt wissen? Nicht alles, was sich untersuchen lässt und zum Teil routinemäßig angeboten wird, ist für jede Schwangere beziehungsweise jedes Elternpaar von Bedeutung. Zum Beispiel sind Erstsemesterscreening und Fruchtwasserpunktion bei Schwangeren, für die auch im Falle krankhafter Befunde ein Schwangerschaftsabbruch prinzipiell nicht infrage kommt, nicht sinnvoll. Zudem gibt es in der Medizin das Recht auf Nichtwissen.

Überlegen Sie in Ruhe, welche Untersuchungen speziell für Sie und Ihr Kind sinnvoll sind. Seien Sie aufmerksam für die Suggestionen, die Ihnen angeboten werden, und sortieren Sie anschließend gut. Stellen Sie Fragen und hinterfragen Sie so lange, bis die Erklärungen für Sie einen Sinn ergeben und Ihnen weitere Optionen ermöglichen.

Gerade in der Schwangerschaft sind Frauen in einem besonders sensiblen Wahrnehmungsmodus. Fast jede medizinische Untersuchung versetzt Menschen in einen Trancezustand, man fokussiert sich auf die Ergebnisse und ist ganz absorbiert von der Situation. Dann kann schon ein Stirnrunzeln oder das Heben einer Augenbraue während einer Untersuchung verunsichern.

Konzentrieren Sie sich auf sich – atmen Sie gleichmäßig, machen Sie sich Ihre Körperspannung und Ihre Haltung bewusst, und verschaffen Sie sich genügend Raum. Auch wenn Sie das Gefühl haben, die anderen stehen unter Zeitdruck, nehmen Sie sich Ihre Zeit. Seien Sie wach und aufmerksam. Auf diese Weise ist es leichter, Distanz zu den Dingen und einen kühlen Kopf zu bewahren. Stellen Sie in aller Ruhe Fragen, bis alle Unklarheiten beseitigt sind. Selbst wenn bestimmte Fragen erst im Nachhinein auftauchen, können sie telefonisch zeitnah geklärt werden. Suchen Sie sich so früh wie möglich eine Hebamme, um langfristig eine vertrauensvolle Beziehung aufzubauen und eine kompetente Begleiterin an Ihrer Seite zu haben.

Vertrauen Sie Ihrem Kind und seiner natürlichen Entwicklungsfähigkeit – experimentieren Sie mit den Möglichkeiten, im guten Kontakt zu sein. Sprechen Sie mit Ihrem Kind, berühren Sie es auf besondere Weise oder entwickeln Sie kleine Rituale, die Ihre Verbindung zueinander stärkt. Sie wachsen mit Ihrem Kind Tag für Tag.

Wir entfalten und verändern uns ständig – eine Schwangerschaft ist ein besonderer Reifungsprozess im Leben einer Frau. Das Verbundensein mit dem Kind kann das Vertrauen in Ihren Körper stärken und beeinflusst Ihrer beider Wohlergehen.

Die Geschichten der anderen

Es lohnt sich, beunruhigende Gedanken zu sortieren und herauszufiltern, welchen Ursprung sie haben. Schwangere bekommen von vielen Seiten gut gemeinte Ratschläge und Erlebnisberichte. Leider sind es selten besonders positive Erzählungen, die noch dazu mit besonders beeindruckender Dramaturgie ausgeschmückt werden. Die Geburtsgeschichten der vergangenen Frauengeneration – ganz konkret die unserer Mütter – sind oftmals nicht besonders Mut machend und erzählen selten von Möglichkeiten, selbstbestimmt zu gebären.

Hinzu kommt der Einfluss von Internetforen, deren Negativbeschreibungen einen stark verunsichern können. Die Berichte sind oft nur Ausschnitte eines Prozesses und werden von keiner qualifizierten Instanz veröffentlicht oder bewertet. Nicht zu unterschätzen sind auch die Darstellungen von Geburten, die wir irgendwann einmal aus Filmen und Dokumentationen abgespeichert haben.

Kurzum: Überprüfen Sie Ihre Ängste dahin gehend, aus welchen Quellen sie entspringen, denn sie müssen nicht zu Ihrer Wahrheit werden.

Loyalität im Leiden

Die Psychologin Liz Lorenz-Wallacher beschreibt das Phänomen, dass die Geschichten, die im Familien- und Freundeskreis über Schwangerschaft und Geburt erzählt werden, zu einer ängstlichen Erwartungshaltung führen: »In manchen Fällen kann man sich fragen, ob eine Häufung von schwierigen Geburten tatsächlich medizinisch, z. B. aufgrund eines vererbten Defektes, begründbar ist oder ob die Frauen in einer Familie eine ›Loyalität des Leidens‹ entwickelt haben – dies bezieht sich vor allem auf das Verhältnis von Töchtern zu Müttern« (Lorenz-Wallacher 2003, S. 112).

Den Verstrickungen über Generationen sollte man Beachtung schenken, deshalb lade ich Sie jetzt ein, diese näher zu betrachten. Das Ziel ist es, diese Verstrickungen zu entwirren und auf ein gleichmäßiges Wollknäuel zu wickeln. Anschließend kann man mit einem guten Überblick beginnen, etwas Eigenes zu stricken.

Die Generationen vor uns oder die weibliche Ahnengalerie

In der Geburtsvorbereitung hören Hebammen auf die Frage nach den Erwartungen für die Geburt manchmal den Satz: »Andere Frauen vor mir haben es auch irgendwie geschafft.« Ja, das stimmt. Jeden Tag bringen Frauen Kinder zur Welt und haben dies seit Anbeginn der Menschheit getan. Mir drängen sich dann unmittelbar Fragen auf wie: »Was haben welche Frauen wie geschafft? An wen denken Sie da konkret? Und was genau haben sie geschafft?« Hier finden sich wichtige Hinweise und Quellen für vorhandene Vorstellungen. Betrachten wir kurz die Geschichten aus Ihrem persönlichen Umfeld, die Sie begleiten. Welche Erfahrungen hat Ihre Mutter bei Ihrer Ge-

burt und der Geburt Ihrer Geschwister gemacht? Was erzählt
man sich über Geburten im weitläufigen Familienkreis? Welche Erlebnisse haben sich in Ihrer Familie eingeschrieben? Was
wissen Sie über Ihre eigene Geburt? Welche Geschichten werden in Ihrer Familie überhaupt zum Thema Geburt erzählt?
Womit sind Sie aufgewachsen? Was haben die Großmütter,
Urgroßmütter, Tanten und Schwestern erlebt? Sprechen sie
darüber.

Sich dies bewusst zu machen wird Ihnen nützen, sich abzugrenzen und Raum zu schaffen für Ihre eigenen Vorstellungen.
Eine Gefahr besteht darin, sich unbewusst loyal zu verhalten
und den eigenen Möglichkeiten im Wege zu stehen. Im Falle
einer leidvollen Wiedergabe von Geburtsgeschichten bleibt die
Frage im Raum: »Welche Auswirkungen hat es, wenn Sie nun
eine wunderbare Geburt erleben?« Möglicherweise hilft Ihnen
die folgende Übung, Ihren eigenen Weg zu gehen:

Mein Weg

Nehmen Sie eine bequeme Haltung ein, machen Sie es sich gemütlich und sorgen Sie dafür, dass Sie in den nächsten Minuten
nicht gestört werden. Schließen Sie die Augen und tauchen Sie
in Ihre Vorstellungswelt ein. Seien Sie neugierig, was geschieht,
wenn Sie sich vorstellen, wie nach und nach alle Frauen aus Ihrer
Familiengeschichte hinter Ihnen auftauchen und sich womöglich
eine immer längere Reihe bildet, die sich irgendwo ganz weit entfernt fortsetzt.

Sie beginnt mit Ihrer Mutter, dann deren Mutter, Ihrer Groß-
mutter mütterlicherseits und der Mutter Ihres Vaters, wiederum
deren Mütter, den Tanten und Schwestern und so weiter und so
fort. Und alle haben geboren und Ihre Familiengeschichte geprägt.
Alle haben auf ihre Weise die elementare Erfahrung des Gebärens
geteilt.

Vielleicht spüren Sie die Kraft, vielleicht auch Verbundenheit
und ein tiefes Verstehen. Was können Sie durch diese Frauen, die
vor Ihnen leben und gelebt haben, erfahren? Lassen Sie sich Zeit.

Sie haben weit zu Ihren Ahnen zurückgeschaut. Vielleicht können Sie aus diesem Strom der Generationen Stärkung und Halt schöpfen. Vielleicht können Sie auch leidvolle Erfahrungen anerkennen im Zeitstrom der Geschichte. Lassen Sie es einfach auf sich wirken.

Jetzt drehen Sie sich um und schauen in die Zukunft. Vielleicht sehen Sie schon Ihr Kind vor sich, wie es die Linie der Generationen weiterführt, gemeinsam mit anderen Kindern, die bereits in Ihre Familie hineingeboren wurden.

Jetzt treten Sie einen Schritt heraus, halten etwas Abstand und nehmen ganz bewusst Ihren Platz wahr. Wenden Sie sich Ihren eigenen Bedürfnissen zu und genießen Sie ihre Einzigartigkeit.

Treten Sie nun wieder ein und lassen Sie das Wissen um Ihre Zeit und Lebensaufgaben auf sich wirken und durch sich hindurchströmen. Vielleicht ist es ein guter Moment, sich selbst ein Versprechen zu geben, den Generationenstrom positiv zu nähren. Sie werden eine neue Erfahrung einfließen lassen. Was soll Ihr Beitrag in dieser langen Reihe der Geschichte von Geburten und der Frauen Ihrer Familie sein? Welche Geschichte werden Sie Ihrem Kind erzählen? Wie trägt Ihr Kind seine Geburtsgeschichte in die nächste Generation weiter?

Neue Geschichten werden geschrieben

Eine bemerkenswerte Geschichte erzählte mir eine Frau, die sich gerade auf die Geburt ihres zweiten Kindes vorbereitete. Die Geburt des ersten Kindes zog sich über zwei Tage hin. Sie hatte große Angst davor, einen Kaiserschnitt zu erleben. Die Mutter der Klientin hatte in einem ehemals sozialistischen Land zwei leidvolle Geburten mittels Kaiserschnitt erlebt. Auf die Frage der Hebamme, was sie denn bedrücke bzw. blockiere, erzählte die Klientin von ihrer Angst.

Die Hebamme hörte aufmerksam zu und schlug der Klientin Folgendes vor: »Was Sie mir erzählen, ist die Geschichte Ihrer Mutter und gleichzeitig die Geschichte Ihrer Geburt. Es ist eine Geschichte aus einer vergangenen Zeit, und heute ist eine andere Zeit und Sie sind eine andere Frau, die gerade dabei ist, ihre

Tochter zur Welt zu bringen … Ich mache Ihnen einen Vorschlag: Was halten Sie davon, diese Geschichte aus der Vergangenheit auf ein Boot zu laden, welcher Art auch immer … und vielleicht können Sie schon einen Fluss sehen, auf dem Sie dieses Boot und diese längst vergangene Geschichte gleichzeitig mit Ihren Ängsten auf eine gute Reise schicken können … einfach loslassen und dann Ihre eigene gute Reise fortführen …«

Die Klientin konnte mit dem Angebot sehr gut mitgehen. In ihrer Vorstellungswelt tauchte unwillkürlich ein Boot auf, das sie beladen und der Strömung des Flusses anvertrauen konnte. Anschließend bekam sie kraftvolle regelmäßige Wehen und gebar ihr Kind.

Was sind die größten Befürchtungen?

Mutig durch die Geisterbahn

Vielleicht erinnern Sie sich noch an Ihre erste Geisterbahnfahrt, wie der Wagen nach dem Einsteigen um die Ecke direkt in das schwarze Tor rumpelte und es kein Zurück mehr gab. Ständig tauchten neue Schreckgespenster auf, und es war ein Jaulen und Kreischen, begleitet vom Quietschen der Räder, zu hören. Die Sinne fixierten sich … und man hielt sich verkrampft am Sitzbügel oder an der Person neben sich fest … kniff die Augen zusammen und atmete flach … ab und zu ein spitzer Schrei … und endlich Licht am Ende der Schienen! Sie gelangen im rumpelnden Wagen durch einen Vorhang wieder ans Tageslicht, und der Spuk ist vorbei. Ein erlöstes Lachen und vielleicht auch ein ganz lebendiges Gefühl, ein lustvolles Prickeln auf der Haut und glänzende Augen. »Noch mal!« haben Sie wahrscheinlich nicht gerufen – wie es Kinder nach vergnüglichen Karussellfahrten oft tun und untröstlich sind, wenn die Eltern nein sagen.

Lassen Sie uns eine neue Perspektive wählen: Sie haben nun die Möglichkeit, die Betreiberin der Bahn bei ihrem täglichen

Rundgang zu begleiten, bei dem sie die Schienen und Gespenster auf ihre technische Funktionsfähigkeit überprüft. Dazu betätigt sie einen großen Schalter und das Innere der Geisterbahn wird bis in die kleinste Ecke von großen Scheinwerfern ausgeleuchtet. Plötzlich erscheint alles in einem anderen Licht. Da gibt es interessante Installationen, mit Liebe zum Detail ausgestattete Gestalten und diverse Lichteffektgeräte. Sie können sich nun alles genau anschauen, berühren und auf Knopfdruck in Bewegung setzen oder Geräusche auslösen.

Vielleicht ahnen Sie bereits, worauf ich hinaus will, denn im nächsten Schritt geht es darum, sich den Angst machenden Vorstellungen und Ihren ganz eigenen Befürchtungen zuzuwenden. Es ist menschlich und nachvollziehbar, wenn man diese lieber verdrängen und ausblenden will. Hierbei wird viel Energie aufgewendet – eher unbewusst und oft in Form diffuser Anspannung. Durch die Hinwendung und Anerkennung der Angst lösen sich Blockaden, und die Energie kann wieder frei fließen, um Platz für kraftspendende Vorstellungen zu machen.

Also legen Sie mutig den Lichtschalter um und lassen Sie uns Schritt für Schritt Ihre Befürchtungen neugierig beleuchten, um sie zu verstehen, damit umzugehen und sie zu transformieren.

Angst als freundliche Ratgeberin begrüßen

Psychologisch gesehen ist der Geburtsprozess nicht abgekoppelt von Ihrer Persönlichkeit und Ihren Lebenserfahrungen, Ihrer Entscheidungskraft und Ihrer ganz eigenen Art zu leben. Ich erlebe es oft in der Beratung mit Schwangeren, dass es eine Überwindung ist, den Raum der eigenen positiven Vorstellungen, tiefen Sehnsüchte und Urkräfte zu öffnen und selbstbewusst in Besitz zu nehmen. Der Gegenwind, der von der einen oder anderen Seite aufkommt, lässt sich übrigens auch zum Abheben nutzen. Aus der Vogelperspektive zeigen sich dann manchmal ganz neue Einsichten in die eigene Seelenlandschaft.

Ich möchte Ihnen die Angst im Folgenden als wohlmeinende und sinnstiftende Ratgeberin vorstellen. Zuerst brauchen Sie eine Portion Mut, um Ihre größten Befürchtungen zu entschlüsseln. Weil die Angst selbst Angst hat, ist es manchmal gar nicht so einfach, sie lieb zu gewinnen und ihr Vertrauen zu schenken. Die Zuwendung und Betrachtung aus einem sicheren Abstand erlaubt es ihr, sich zu zeigen und Gestalt anzunehmen. In meiner Praxis erlebe ich immer wieder eine Erleichterung darüber, ängstliche Gedanken zu benennen und zu sortieren.

Es kann sein, dass allein die Frage nach den größten Befürchtungen erst einmal Angst auslöst: Oh nein, da will ich gar nicht hinschauen, genauer hinhören oder spüren. Das ist nachvollziehbar, und wenn Sie das Gefühl haben, dass gerade nicht der richtige Zeitpunkt dafür ist, dann überspringen Sie den folgenden Teil und kehren Sie zu einem anderen Zeitpunkt wieder zu diesem Thema zurück.

Andererseits sind die Befürchtungen ohnehin präsent, nur lassen sie sich mal mehr und mal weniger gut verdrängen. Eine Möglichkeit, den Ängsten auf die Spur zu kommen, ist es – so groß der Schritt auf den ersten Blick anmutet –, die Gedanken zu verlangsamen und sie sich bewusst zu machen. Das ist nicht so einfach, denn es ist menschlich, ein wenig Angst vor der Angst zu haben. Sie transportiert vordergründig keine angenehmen Gefühle und inneren Vorstellungsbilder. Dennoch hat sie ihre Berechtigung und will Ihnen wertvolle Hinweise geben, was wichtig für Sie ist. Vielleicht hat Ihre Ärztin oder Hebamme bereits nach Befürchtungen gefragt – wenn nicht, sprechen Sie mit ihr darüber und sammeln Sie auf diese Weise neue Lösungsideen. Ermutigen Sie sich jetzt, sich einen Moment Zeit zu nehmen, und schreiben Sie die Wörter und Sätze auf, die Ihnen zum Thema Angst durch den Kopf gehen:

- Was sind meine größten Bedenken?
- Wovor genau fürchte ich mich?
- Wie drückt sich meine Angst aus?
- Wann spüre ich sie, in welchen Situationen?
- Welche Vorstellungen erlebe ich als bedrohlich?

Welche Bilder, Vorstellungen und Gedanken tauchen auf? Bringen Sie diese in eine Rangfolge!

Die größte Angst vieler Frauen gilt dem Kind. Sie befürchten gesundheitliche Beeinträchtigungen oder Missbildungen. Danach folgt die Angst vor Geburtsschmerzen, die Angst vor Ungewissheit, Alleinsein, Kontrollverlust oder die Sorge, nicht genug Kraft zu haben.

Die Angst um das Wohl des Kindes steht bei vielen Frauen im Vordergrund – so wird nach Kräften überwacht und untersucht.

Selbstverständlich soll es dem Kind gut gehen, und jede Frau wünscht sich ein gesundes Kind. Wenn man sich allerdings darauf beschränkt und der Satz »Hauptsache, dem Kind geht es gut!« die Hauptbotschaft für die Frau bleibt, besteht die Gefahr, dass sie sich immer weniger selbstwirksam erlebt. Was ist denn mit der Frau und was ist ihr sonst noch wichtig?

Um Angst und Unsicherheit bewältigen zu können, organisieren sich manche Schwangere so viel vermeintliche Sicherheit wie möglich. Das heißt: Eine Geburtsklinik mit angeschlossener Neugeborenenstation und alles Verfügbare an medizinischer Technik und Personal. Auf diese Weise entsteht das Gefühl, für jede erdenkliche Eventualität gerüstet und bestens vorbereitet zu sein. Interessanterweise schließt diese Denkweise von vornherein ganz automatisch alle möglichen Komplikationen ein! Der Fokus ist auf potenzielle Probleme und Störungen gerichtet. Wenn man lediglich darauf ausgerichtet ist, dass es dem Kind gut geht, besteht die Gefahr, dass die Mutter ihre Bedürfnisse und Ihre Kompetenzen völlig aus den Augen verliert. Dass es dem Kind gut geht, hängt zum großen Teil davon ab, ob es der Mutter gut geht, und nicht ausschließlich von der medizinischen Versorgung. Es gibt das sehr nachvollziehbare Bedürfnis nach Sicherheit. Dies lässt sich einmal durch die äußeren Rahmenbedingungen befriedigen. Sicherheit hat aber auch mit dem Bedürfnis, sich sicher zu fühlen, zu tun – und das finden Sie in sich selbst. Wie ist es, wenn Sie sich sicher fühlen und Ihrer selbst sicher sind? Beides in eine gute Balance zu bringen wird noch mehr gesicherte Zuversicht entstehen lassen.

Bewältigungsstrategien zur Transformation der Angst

Ängste und Befürchtungen sind normal. Wenn Menschen keine Ängste hätten, wären wir schon in grauer Vorzeit ausgestorben bzw. vom Säbelzahntiger gefressen worden. Es ist jedoch ein Unterschied, ob Angstgefühle in eine Fixierung bzw. Lähmung führen oder ob eine aktive Auseinandersetzung damit stattfindet. Zentral ist hierbei, diese Gefühle anzuerkennen und sich ihnen zuzuwenden. Es gibt immer eine positive Botschaft darin, die ein wichtiger Wegweiser ist, um noch das eine oder andere, was Sie für sich tun können, besonders zu beachten.

Wenn wir Befürchtungen verdrängen und nicht wahrnehmen wollen, brauchen wir dafür Kraft und Energie. Dann verwenden wir diese Energie darauf, etwas zu unterdrücken, und fühlen uns möglicherweise bedrückt – ohne wirklich zu wissen, was los ist. Uns fehlen dann andere Gefühle, die wir dringend brauchen und vermissen: Gefühle wie Freude und Zuversicht, Liebe und tiefes Vertrauen in die eigene Kraft. Im Folgenden finden Sie einige Anregungen, wie Sie ängstlichen Vorstellungen begegnen und sogar die Erfahrung machen können, dass hinter der Angst Empfindungen wie Überraschung, Neugier, Freude und sogar Lust wohnen.

Greifen Sie auf Ihr inneres Wissen zurück

Vielleicht erinnern Sie sich an sorgenvolle Gedanken, die Sie im Laufe Ihres Lebens phasenweise begleitet haben. Oft tauchen sie in wichtigen Übergangsphasen des Lebens auf, in denen Entscheidungen getroffen und Weichen neu gestellt werden wollen. Wie sind Sie in der Vergangenheit damit umgegangen – wie haben Sie rückblickend angstauslösende Situationen bewältigt und gelöst? Wie haben Sie es in Ihrem Leben immer wieder geschafft, Ihre Befürchtungen zu überwinden? Wie genau haben Sie das geschafft? Ich unterstelle Ihnen an dieser Stelle, dass es in Ihrem Leben einige Situationen gegeben hat, denen Sie sich trotz ängstlicher Gefühle gestellt und in denen Sie neue Erfahrungen gemacht haben. Und wahrscheinlich sind Sie jedes Mal ein Stück gewachsen – als Mensch, als Frau.

Vielleicht nehmen Sie sich einen Moment Zeit und blättern durch Ihr Lebensbuch. Welche Situationen tauchen auf, an denen Sie sich etwas getraut haben und Ihr Selbstvertrauen durch den Mut, etwas zu wagen, gestärkt wurde. Wie haben Sie das gemacht?

Entspannung und Gelassenheit

Das Gefühl der Angst äußert sich, neben den dazugehörigen Gedanken, über körperliche Spannung. Alle Möglichkeiten, über die Sie verfügen, um sich zu entspannen, führen dazu, die Angst zu regulieren. Alles, was Sie entspannt, trägt zur Reduzierung von Angst bei und macht Gelassenheit möglich. Dem Training Ihrer Entspannungsfähigkeit widmet sich das Kapitel »Mentales Training« ausführlich.

Die Angst als Botschafterin

Die Angst kann als Botschafterin für mehr Sicherheit, Selbstfürsorge und Selbstvertrauen verstanden werden. Sie weist uns darauf hin, worauf wir noch achten sollen, damit bestimmte Bedürfnisse erfüllt sind. In der Angst stecken immer auch die Lösungshinweise! Zum Beispiel veranlasst die Angst vor dem Alleinsein während der Geburt manche Frauen dazu, sich eine Beleghebamme zu suchen, die während des gesamten Geburtsprozesses bei ihr ist. Betrachten Sie Ihre Befürchtungen – schreiben Sie auf, was es genau ist, und finden Sie heraus, welches berechtigte Bedürfnis dahintersteckt.

Freundliche Fragen an die Angst können hierbei sein:

- Was möchtest du mir sagen?
- Was sollte ich noch beachten?
- Welche Fragen sind noch zu klären?
- Was sollte ich überdenken, anders planen oder aktiver in die Hand nehmen?
- Was, denkst du, will ich nicht sehen oder mich nicht fragen?
- Worauf möchtest du mich aufmerksam machen?

Vielleicht kommen die Antworten nicht sofort, und es braucht eine Weile, bis neue Strategien entstehen. Es sind jedoch erste Impulse gesetzt, und Ihre Angst reduziert sich und macht Platz für selbstwirksame Ideen. Die Angst beginnt sich zu verwandeln, indem ich sie befrage und ihr zuhöre. Selbstfürsorge ersetzt das Gefühl der Sorge, und Sie fühlen sich selbstbewusster.

Angst vor Ungewissheit

Die Geburt ist ein elementares Ereignis im Leben und ein schöpferischer Prozess. Die Angst vor Ungewissheit stellt sich bei großen Lebensereignissen und Veränderungen oft ganz natürlich ein. Dann geht es darum, dieses Noch-nicht-Wissen auszuhalten, denn erst dann stellt sich eine neue Gewissheit ein. Die Geburt ist ein Transformationsprozess auf verschiedenen Ebenen. Mit jedem Kind werden auch eine Mutter und ein Vater geboren!

Wir wachsen nach und nach mit unseren Herausforderungen und müssen auf uns vertrauen. Es entsteht etwas Neues, das uns verunsichert und verwirrt und gleichzeitig dazu bewegt, etwas zu erkennen.

Die Angst beflügelt uns dabei manchmal, denn sie stellt paradoxerweise die Energie dazu zur Verfügung, sie zu überwinden. Diese Energie steckt im Mut, sich etwas zuzutrauen. Die Überwindung der Angst kostet genauso viel Energie, wie man dafür aufwendet, die Angst zu verdrängen.

Angst zu äußern ist eine gute Möglichkeit, sich zu stärken

Manchmal mag man die ängstlichen Gedanken gar nicht aussprechen. Vielleicht hat man gelernt, dass man allein damit zurechtkommen muss, oder man glaubt, dass einem da sowieso keiner helfen kann. Es gibt viele Gründe, warum man manchmal eine solche Art Kraftmeierei entwickelt und die eigenen Kraftquellen damit aus den Augen verliert. Wenn Sie sich bewusst machen, was Sie beunruhigt, können Sie sich darüber austauschen und herausfinden, was Sie brauchen.

Oftmals ist es so, dass allein das Aussprechen der ängstlichen Gedanken bereits eine Erleichterung bringt. Wenn Sie sich an einen vertrauenswürdigen Menschen wenden und Ihre Gefühle ausdrücken, holen Sie das Bedrückende aus dem Rucksack und legen es auf den Tisch. Dann kann man sich darum herum bewegen, sich in eine Vogelperspektive hineinbegeben und einen gesunden Abstand gewinnen. Daraus ergeben sich bereits ganz andere Perspektiven und Lösungsmöglichkeiten. Durch die Beschreibung der Gedanken und Gefühle sowie der dazugehörigen Vorstellungsbilder nimmt die Angst eine immer konkretere Gestalt an.

Sorgen Sie für vertrauenswürdige Begleiter und nutzen Sie deren Kompetenzen. Scheuen Sie sich nicht, professionelle Beratung in Anspruch zu nehmen.

Gedanken kommen und gehen – Gefühle kommen und gehen

Sie sind in anderen Umständen, wie man früher so schön sagte. Nicht nur Ihr Körper verändert sich, sondern Ihr Leben bekommt gerade eine neue Richtung. Das führt manchmal dazu, dass man sich auch anders fühlt und Impulse des Körpers auf neue Weise einordnet. Es kann vorkommen, dass ab und zu etwas Unruhe oder ein ängstliches Gefühl auftaucht. Manchmal ist es hilfreich, ein diffuses Gefühl einfach wahrzunehmen und – vergleichbar einem Blatt im Wind oder einer vereinzelten Wolke am blauen Himmel – vorbeiziehen zu lassen. Stellen Sie sich vor, Sie wären ein fest verwurzelter Baum, durch dessen Äste der Wind in Form eines Gefühls streicht. Auch das Gefühl der Angst kommt und geht und ist erlaubt. Nehmen Sie sich bewusst Zeit, um dem Gefühl nachzuspüren. Und dann, wenn es passt, werden Sie sich Zeit nehmen, um es genauer zu untersuchen. Dann können Sie in aller Ruhe entscheiden, welche Botschaft darin steckt und welche Maßnahmen Sie ergreifen können, um sich selbst zu beruhigen.

Sie haben nun einige Anregungen, wie Sie den berechtigten Bedürfnissen hinter dem Gefühl Angst auf die Spur kommen können. Im nächsten Kapitel wird es unter anderem um die erfolgreiche Reduzierung von Angst durch Entspannung gehen.

Mentales Training für Ihre Geburt

In diesem Kapitel geht es weiter auf der Reise zu sich selbst. Ich möchte Ihnen zeigen, wie Sie Techniken des mentalen Trainings aktiv nutzen können, um Ihre Entspannungsfähigkeit zu verbessern. Sie erinnern sich an den Kreislauf aus Anspannung, Angst und Schmerz: Entspannung ist ein tragendes Element, das diesen Kreislauf unterbricht, denn im entspannten Zustand kann man keine Angst erleben. Das schließt sich gegenseitig aus. Die muskuläre Entspannung wirkt sich wiederum auf die Schmerzwahrnehmung aus. Je entspannter Ihr Körper ist, desto regenerativer erleben Sie die Wehenpausen und desto effektiver können die Uteruskontraktionen arbeiten, während sich der Muttermund öffnet. Es geht nun darum, eine Methode zu erlernen, mit der Sie effektiv angenehme Entspannungszustände herstellen können.

Tagträume und Trance

Erinnern Sie sich daran, wann Sie das letzte Mal in Ihrem Leben völlig versunken bei einer Sache waren – in ein Buch vertieft oder während eines Films alles um sich herum vergessen haben, weil es so interessant und schön war? Eine besonders angenehme Art, sich den eigenen Gedanken zu widmen, ist das Tagträumen. Sie kennen das, wenn die Gedanken abschweifen und man das Gefühl hat, ganz woanders zu sein. Manchmal kann man gar nicht sagen, wo genau, manchmal sind es konkrete innere Bilder oder innere Gespräche, die man führt. Diese Selbstversunkenheit, in der oftmals die Geräusche der Umgebung in den Hintergrund treten, während man den inneren Bildern oder Gedanken folgt, nennt man auch Trance. Dieser Zustand lässt sich durch einfache Mittel vertiefen und bewusst herbeiführen.

Grundsätzlich verfügt jeder Mensch über die Fähigkeit, einen Trancezustand zu entwickeln. Es ist eine Form konzentrierter Aufmerksamkeit, die es uns ermöglicht, alle irrelevanten Reize in den Hintergrund treten zu lassen und sich ganz auf eine bestimmte Sache zu fokussieren. In leichter Ausprägung erleben Menschen eine sogenannte Alltagstrance regelmäßig, meist sogar mehrmals täglich. Anders als im normalen Wachbewusstsein, bei dem unser Fokus häufig wechselt, sind es Momente, in denen die Wahrnehmung nicht im Außen ist, sondern der Fokus sich auf die innere Vorstellungswelt richtet. Dies geschieht ohne bewusste Steuerung, es geschieht unwillkürlich. Alles, was unsere Aufmerksamkeit fesselt und intensiv absorbiert, kann eine Trance auslösen.

Während eines Trancezustandes lassen sich verschiedene objektive Merkmale messen:

- Der Stresshormonspiegel sinkt,
- die Atmung vertieft sich,
- die Gehirnwellen verändern sich,
- der Blutdruck sinkt und der Puls verlangsamt sich,
- der Körper ist gut durchblutet und mit Sauerstoff versorgt und
- die nicht benötigte Muskulatur entspannt sich nahezu vollkommen.

Subjektive Veränderungen zeigen sich in einer Einengung der Aufmerksamkeit, sodass beispielsweise störende Geräusche ausgeblendet werden. Die Körperwahrnehmung verändert sich, indem sich ein Gefühl von Schwere oder Leichtigkeit ausbreitet. Manchmal entsteht das Gefühl zu schweben. Ein weiteres Kennzeichen ist die verzerrte Zeitwahrnehmung, das heißt, die angegebene Zeiteinschätzung nach einer tiefen Entspannung stimmt selten mit der tatsächlich gemessenen Uhrzeit überein. Die Zeitspanne, die man in der Trance verbracht hat, wird entweder kürzer oder länger erlebt. Erinnern Sie sich an Situationen in Ihrem Leben, in denen *die Zeit nur so verflogen ist,* oder an Momente, in denen Ihnen *Minuten wie Stunden vorkamen*? Während der Geburt geschieht es oft automatisch, dass die Frauen das Gefühl für die messbare Zeit verlieren. Wir kommen im Kapitel »Schmerzbewältigung« ausführlicher darauf zurück, denn es ist sinnvoll, die Zeit der Pausen auszudehnen und die Zeit der Kontraktionen in der Wahrnehmung zu verkürzen.

Wenn Menschen befragt werden, wie sie den Trancezustand erfahren haben, hört man oft, es sei wie kurz vor dem Einschlafen. Ein Zustand, in dem man wie zwischen Wachen und Schlafen eher in Bildern denkt, die spontan auftreten – als würde man in einem Buch blättern, das nach einer ganz eigenen Logik geordnet scheint. Während der Geburt entsteht auf ganz natürliche Weise ein Trancezustand. Michel Odent (2006) umschreibt die Beobachtung des Trancezustandes so, als würde eine Frau sich auf den Weg zu einem anderen Planeten machen. Ein wichtiger Aspekt besteht darin, dass in Trance neues Wissen integriert wird. Während der Trance lassen sich bewusst neue Erfahrungen machen, die sich dann im Wachbewusstsein besser umsetzen lassen. Man hat sie ja mental trainiert und so erlebt, als hätte man die Erfahrung bereits. Genau das können Sie nutzen, indem Sie sich mental auf die Geburt vorbereiten. Im Folgenden finden Sie dazu eine ausführliche Trancegeschichte.

Mentales Training

Wenn wir uns mit mentalem Training beschäftigen – liegt es nahe, an Sportler oder Künstler zu denken, die sich damit optimal auf einen sportlichen Wettkampf oder einen Auftritt vorbereiten. Sie tun dies, indem sie sich beispielsweise die Abläufe innerlich in Zeitlupe anschauen und nachspüren, welche Bewegung, welcher Blick, welche Atemtechnik usw. sie in ihre optimale Kraft bringt. In einem äußerlich entspannten Körperzustand werden die Abläufe in der Vorstellung trainiert. Hierzu ist ein vertiefter Entspannungszustand nötig, denn erst dann werden die Vorstellungen lebendig und die körperlichen und psychischen Zustände im Gehirn als wirklich erlebt abgebildet. Darin liegt die besondere Wirksamkeit – vergleichbar mit den nächtlichen Träumen: Sie erleben etwas, als würde es tatsächlich passieren, während Sie äußerlich ruhig auf der Matratze liegen. In einem angenehmen Trancezustand verarbeitet das Gehirn auf ganz andere Weise innere Bilder und körperliche Wahrnehmungen und speichert diese ab.

Vielleicht kennen Sie das: In Tagträumen kann man sich alles vorstellen und aus den unterschiedlichsten Perspektiven sehen.

Wählen Sie doch einfach mal einen Gegenstand aus, der gerade jetzt, während Sie dieses Buch lesen, in Ihrer Nähe liegt, und betrachten ihn. Schließen Sie danach die Augen und lassen Sie den Gegenstand vor Ihrem inneren Auge wieder auftauchen. Sie können jetzt mit Ihrer Wahrnehmung spielen! Probieren Sie aus, den Gegenstand weit wegzuschieben, ganz nah heranzuzoomen, ihn zu vergrößern, die Farbe zu verändern oder was immer Ihnen einfällt.

Eine weitere kleine Übung, um die visuelle Vorstellungskraft zu trainieren, besteht darin, während eines Spazierganges eine kurze Momentaufnahme der Umgebung zu machen. Anschließend können Sie mit geschlossenen Augen das innere Bild betrachten. Sie können diese Übung auch gemeinsam mit Ihrem Partner durchführen. Manchmal ist man überrascht, was der andere alles sieht, was man selbst nicht wahrgenommen hat.

Mentales Training in der Geburtsvorbereitung

Das mentale Training ist eine Möglichkeit, in der Geburtsvorbereitung und während der Geburt die natürliche Entspannungsfähigkeit zu nutzen, Angst zu reduzieren und Schmerzen zu bewältigen.

Die Nutzung von Trance ist keine Erfindung der Neuzeit, sondern ein Verfahren, das bereits in prähistorischer Zeit angewendet wurde. In vielen Kulturen gibt es Trancerituale, die meist der Heilung von Menschen dienen. Heute gewinnt die systematische Arbeit mit Trancezuständen in Form von Hypnose als wissenschaftlich gut untersuchte Methode im medizinischen und psychotherapeutischen Rahmen immer mehr an Bedeutung.

Ähnlich wie beim mentalen Training im Sport hat es sich in der Geburtsvorbereitung bewährt, die Phasen der Geburt als Probelauf zu trainieren. Frauen, die sich mental auf die Geburt vorbereiten, erleben weniger Angst vor der Geburt, empfinden geringere Schmerzen und brauchen weniger Schmerzmittel oder sonstige medizinische Eingriffe. Die Dauer der Geburt ist kürzer als ohne vorbereitende Tranceerfahrungen. Zudem verläuft die Rekonvaleszenz rascher, und das Befinden nach der Geburt wird positiver erlebt (Hüsken-Janßen 2005).

Wenn ich im weiteren Verlauf dieses Buches das Wort Mentaltraining benutze, lehnt sich dies in weiten Teilen an die moderne Anwendung von Hypnose im Sinne Milton Ericksons an. Der Begründer der modernen Hypnotherapie Milton Erickson (1901–1980) entwickelte kreative Ansätze, um mithilfe der natürlichen Trancephänomene die inneren Potenziale und Kraftquellen eines Menschen zu aktivieren. Durch eine besondere Gesprächsführung und bestimmte Methoden werden hilfreiche Vorstellungen aktiviert. Diese Vorstellungen sind Ressourcen, die in Form von individuellen Gefühlen, Lebenserfahrungen und Potenzialen bereits vorhanden sind.

Inneres Wissen aktivieren

Im Trancezustand treten die Bewertungssysteme der Großhirnrinde, die uns im Wachzustand durch den Alltag navigieren, in den Hintergrund. Genau dies ist ein erwünschter Zustand für den Geburtsprozess, der es ermöglicht, intuitiv den körperlichen und emotionalen Impulsen zu folgen. Deshalb sollte während der Geburt das rationale und vernünftige Denken nicht stimuliert werden. Vielleicht erinnern Sie sich daran, wie unangenehm es ist, wenn man aus seinen Tagträumen gerissen wird. Das passiert, indem jemand Fragen stellt, die gerade nicht relevant sind, laute Geräusche macht oder Hektik verbreitet. Dann orientiert man sich wieder nach außen, wird wachsam und auf mehrere Dinge gleichzeitig fokussiert. Die Frage während der Geburt ist: Wohin soll die Frau ihre Aufmerksamkeit fokussieren, um in der eigenen Kraft und Gelassenheit zu bleiben?

Wir bekommen über das limbische System Rückmeldungen, wie wir Signale aus dem Inneren des Körpers und der Außenwelt einordnen, und können dementsprechend handeln. Dies geschieht unbewusst, und es werden hauptsächlich Bilder und Emotionen verarbeitet, die wiederum darüber entscheiden, wie wir uns in bestimmten Situationen verhalten. Im limbischen System werden alle Sinnesreize und die damit einhergehenden Körperreaktionen reguliert. Über unsere Sinnesorgane wie Augen, Ohren oder Haut nehmen wir Reize aus der Umwelt wahr, und diese werden an den sensorischen Thalamus übertragen. Dieser leitet die Informationen weiter zur Amygdala (Mandelkern), wo Emotionen – hauptsächlich Angst, aber auch angenehme Gefühle – und Erinnerungen verarbeitet werden. Dieser Teil des limbischen Systems ist immens wichtig, um mögliche Gefahren zu erkennen und entsprechende Flucht- oder Kampfreaktionen auszulösen. Dies geschieht über die Regulation von

Hormonausschüttungen, Herzfrequenz und Blutdruck. Angst führt zu vermehrter Anspannung und kann den Geburtsverlauf in unerwünschter Weise beeinflussen. Hier greifen Ihre Bewältigungsstrategien, die in der Vorbereitung auf die Geburt gespeichert werden, und geben den Signalen aus dem Körper eine Richtung.

Jetzt kommt das mentale Training ins Spiel, um das Alarmsystem zu beruhigen und dem Geschehen eine positive Bedeutung zu geben. Die Wehen – wenn sie angstbesetzt sind und als nicht kontrollierbarer Stress und überwältigender Schmerz erlebt werden – lösen eine Alarmreaktion aus, die zu einer andauernden Flucht-, Kampf- oder Erstarrungsreaktion führen kann. Dies geschieht auf unwillkürlicher Ebene und wird dann als nicht steuerbar wahrgenommen. Ein solcher (Fehl-)Alarm entsteht, wenn die natürlichen physiologischen Abläufe während der Geburt als Gefahr interpretiert werden. Wie kann das verhindert werden?

Assoziationsfelder neu gestalten – das Erfahrungsgedächtnis als Ressource

Während der Geburt produziert der Körper Endorphine, die dafür sorgen, dass ein natürlicher Trancezustand entsteht. Diese natürliche Trance lässt sich durch gezieltes mentales Training intensivieren und mit Ihren ganz eigenen Kraftquellen anreichern. Wie bereits dargestellt beeinflussen unsere Vorstellungen die Reaktionen des Körpers und umgekehrt. Es entstehen Rückkopplungsschleifen, die je nach Information verschiedene Auswirkungen haben. Hier kommen Ihre Wünsche und Vorstellungen ins Spiel, auf die Sie zurückgreifen werden. Je besser Sie sich spüren und sich vorstellen können, wie der Geburtsprozess vorangeht, desto besser können Sie sich darauf einlassen. Anders gesagt: Man kann sich nur auf etwas einlassen, wenn man weiß: worauf.

Im Folgenden wollen wir für Ihre Geburt ein mentales Feld entstehen lassen, auf dem Sie mehr und mehr Samen säen und Pflanzen setzen. Während der Vorbereitung auf die Geburt hegen und pflegen Sie diesen inneren Garten, in dem alles, was Ihnen wichtig ist und Kraft sowie Zuversicht schenkt, wächst und gedeiht. Selbst Befürchtungen sollen ihre Berechtigung haben und ihren Platz finden. Lassen Sie alles, was Ihnen guttut und Sie entspannt, reifen. Alles, was Ihnen Power und Selbstvertrauen gibt, darf die wildesten Blüten treiben.

Das mentale Training soll Ihnen helfen, mit Ihrem inneren Wissen in gutem Kontakt zu sein. Die Suche nach Ihren inneren Kraftquellen zieht sich wie ein roter Faden durch dieses Buch. Je mehr Sie sich Ihrer Ressourcen bewusst werden, desto besser können Sie darauf zurückgreifen. Das menschliche Gehirn besteht aus unzähligen Assoziationsfeldern, in denen unsere Erfahrungen abgespeichert sind.

Die zentrale Frage ist: Wohin geht meine Aufmerksamkeit, wohin gehen meine Gedanken und damit auch meine Gefühle und mein Körper? Ich entscheide mich, meine Empfindungen nicht in Richtung Angst, Kontrollverlust, Unsicherheit, Anspannung und Schmerzfokussierung zu verknüpfen, sondern stattdessen Assoziationsfelder hinsichtlich Zuversicht, Kontrolle, Sicherheit, Entspannung und Schmerzfreiheit zu nähren.

Wohin unsere innere und äußere Aufmerksamkeit wandert, können wir lenken. Je mehr Optionen Sie haben, um sich selbst zu bestärken und zuversichtliche Gelassenheit zu entwickeln, desto entspannter sind Sie. Vielleicht inspiriert Sie die folgende Geschichte zu dem einen oder anderen Gedanken:

Innere Wegweiser

Eine alte Geschichte, die auf eine Überlieferung eines Indianer-
stammes zurückgeht, inspiriert vielleicht zu dem einen oder anderen Gedanken. Die Aufmerksamkeit lenken – wohin und wie?
Welche Richtung wählst du, die gut für dich ist? Welchen Weg
weist du dir? Manchmal vergisst man im Leben, dass man immer
mehr Wahlmöglichkeiten hat, als man denkt. Oft sind es mehr
als zwei, denn erst dann entsteht eine Kreuzung mit mehreren
gangbaren Wegen.

Die folgende Geschichte trägt sich in einer warmen Sommer-
nacht an einem hell leuchtenden Lagerfeuer zu. Ein alter weiser
Mann erzählt sie seinem Enkelkind. Wie alle Kinder – und so
mancher Erwachsene – liebt dieses Kind es, Geschichten zu lau-
schen und in die auf diese Weise entstehenden inneren Bilder
einzutauchen. Manche Menschen behaupten, unser Leben besteht im Grunde aus Geschichten, die wir uns gegenseitig darüber erzählen.

Der Alte und das Kind sitzen am Feuer. Das Kind weiß: Wenn
es geduldig wartet, beginnt der Alte nach einiger Zeit damit, eine
Geschichte zu erzählen. Darauf kann es sich immer verlassen. Er
beginnt davon zu erzählen, dass er angefüllt sei mit so vielen Erinnerungen und heute eine besondere Geschichte erzählen will:
die von den zwei Wölfen in seiner Brust. Er berichtet, dass er oft
das Gefühl hat, als lebten zwei Wölfe in seinem Herzen. Und im
Lauf seines Lebens hat er beobachtet, dass es den meisten Menschen so geht. Der eine Wolf verkörpert Misstrauen und Angst,
Einsamkeit und Schmerz, Verzweiflung und Haltlosigkeit. Das ist
der Eine. Der andere Wolf in seiner Seele bringt Zuversicht und
Hoffnung, Dankbarkeit und Vertrauen, er schenkt ihm Mut und
stärkt seine Zuversicht. Diese beiden Wölfe kämpfen oft miteinander, sie lauern sich auf, und jeder will den Kampf gewinnen.
Sie ringen miteinander bis zur Erschöpfung. Sie ruhen selten und
gehen immer wieder aufeinander los. Es ist ein zäher anstrengen-
der Kampf. Keiner will Ruhe geben.

Der Alte macht eine Pause und hängt seinen Gedanken nach.
Das Kind wird ungeduldig und will wissen, welcher Wolf im Herzen des Alten denn nun den Kampf gewinnt.

Der Alte lächelt gütig und antwortet: Es gewinnt der, den du fütterst.

Rahmenbedingungen für gutes Üben

Das mentale Training beginnt damit, einen angenehmen Entspannungszustand herzustellen. Dies gelingt mit den vielfältigen Möglichkeiten von Tranceinduktionen. Bevor ich Ihnen einige Techniken vorstelle, wie man sich selbst in Trance versetzen kann, lassen Sie uns noch einige praktische Dinge beachten.

Einen Ort zum Üben schaffen

Zu Beginn Ihrer Übungssitzungen ist es ratsam, einen geschützten Ort zu wählen – einen Raum, in dem Sie von Störungen abgeschirmt sind und so viel Ruhe wie möglich haben. Stellen Sie das Telefon aus und suchen Sie sich einen Platz, der bequem und behaglich ist.

Je geübter Sie darin sind, in Trance zu gehen, desto besser können Sie Geräusche und äußere Ablenkungen sogar für Ihre Trance nutzen. Beispielsweise kann das Rauschen des Straßenverkehrs dafür genutzt werden, mit jedem Auto ein bisschen mehr Anspannung davonbrausen zu lassen und sich ganz auf die eigene Atmung zu konzentrieren. Während draußen die Menschen ihrer Arbeit nachgehen, wandern Sie weiter mit der Aufmerksamkeit durch Ihren Körper. Jedes Geräusch kann wahrgenommen werden und Ihnen bewusst machen, dass Sie sich nun erst recht eine genüssliche Pause gönnen und nachspüren, wie sich Wärme und Wohligkeit in Ihrem Körper ausbreiten. Dann können Sie, wann immer es Ihnen guttut, eine Trance genießen – ob während einer Zugfahrt, während Sie auf eine verspätete Verabredung warten oder während Ihr Partner in der Wohnung seinen Dingen nachgeht. Nehmen Sie sich Zeit und Raum, die Augen zu schließen und abzutauchen.

Wahrscheinlich haben Sie die Räumlichkeiten, in denen die Geburt stattfinden wird, bereits besichtigt. Wenn Sie dort ankommen, machen Sie sich bewusst, dass dies nun Ihr Raum ist, in dem Sie und Ihr Partner erleben werden, wie Ihr Kind geboren wird. Nehmen Sie den Raum ein, vielleicht bringen Sie eine Decke oder irgendetwas anderes mit. Diese Räume sind extra so gestaltet, dass man sich wohlfühlen und Zeit und Raum nehmen darf. Sie werden dann dort mögliche Geräusche genauso einfach vorbeiziehen lassen und sich ganz auf sich und Ihre Geburtsarbeit einlassen.

Wie oft und wie lange sollten Sie üben?

Es ist wichtig, sich genügend Zeit zum Üben zu nehmen, wenn Sie selbsthypnotische Fähigkeiten erlernen wollen. Das ist wie bei anderen Lernprozessen: Wenn man Cha-Cha-Cha lernen will, dann sind die ersten Schrittfolgen etwas holprig, aber nach kurzer Übungszeit findet der Körper seinen Rhythmus, und es tanzt sich immer leichter. Finden Sie eine Tageszeit, in der das Üben gut integrierbar ist, und nehmen Sie sich 15–30 Minuten Zeit. Es ist gut, sich ein bis drei Mal täglich eine Pause zu gönnen und eine wohltuende Trance zu erleben. Je öfter Sie diese Fähigkeit aktivieren, desto rascher werden Sie sich tief entspannen.

Viele Wege führen in die Trance

Im Folgenden stelle ich Ihnen eine Auswahl bewährter Entspannungseinleitungen vor, die Sie ganz intuitiv erfassen und auswählen können. Herzstück Ihrer mentalen Vorbereitung ist die anschließende Trancegeschichte zur Geburt und den verschiedenen Erlebnisebenen. Sie können Ihre eigenen Ziele und Vorstellungen visualisieren und die einzelnen Phasen der Geburt mental vorbereiten. Je öfter Sie üben und sich eine angenehme Ruhepause gönnen, desto leichter fällt es Ihnen, in Trance zu gehen. Dies ist eine ganz wunderbare Kompetenz, die es Ihnen ermöglicht, sich selbst zu regulieren und Angst und Spannung zu lösen. Sie lernen, sich gegen störende Außengeräusche zu immunisieren und ganz in sich selbst zu versinken. Zum Abschluss können Sie sich darin bestärken, diese natürlichen Fähigkeiten und Vorstellungen jederzeit und dann, wenn es so weit ist, zu nutzen.

Genauso, wie es einen Weg in die Trance gibt, gibt es auch einen wieder heraus in den alltäglichen Wachzustand. Zum Abschluss der Übung hat es sich bewährt, sich zu rekeln und strecken, zu gähnen oder einige bewusste tiefe Atemzüge zu nehmen und die Augen zu öffnen. Sie können sich Suggestionen von prickelnder Frische und Wachheit geben und Körperteil für Körperteil damit versorgen. Die Regeneration des Körpers und die geistige Klarheit im Anschluss an das mentale Training sind nachhaltig spürbar.

Zunächst stelle ich Ihnen einige Techniken vor, wie Sie in angenehm einfacher Weise Ihre natürliche Fähigkeit trainieren können, in Trance zu gehen. Vielleicht haben Sie bereits Ihre persönliche wohlerprobte Art, sich eine wirkliche Pause zu gönnen und sich wohlig tief zu entspannen.

Die Augen auf einen Punkt fixieren – ein Klassiker

Suchen Sie sich einen Punkt – etwa zwei Meter von Ihnen entfernt ... es kann ein beliebiger Punkt im Raum sein. Machen Sie es sich bequem und fixieren Sie den Gegenstand mit den Augen. Konzentrieren Sie sich ausschließlich darauf, halten Sie die Augen auf, ohne zu zwinkern ... ohne hin und her zu schauen oder ins Unendliche zu blicken. Sie werden nach einiger Zeit merken, dass sich Farben und Formen um den Punkt herum verändern ... hell und dunkel verwischt ... ein milchiger Nebel kann auftauchen ... Nach 2–3 Minuten werden die Augenlider durch das Starren auf den Gegenstand müde und schwer ... ob Sie wollen oder nicht, zwinkert das Augenlid ... vielleicht spüren Sie ein leichtes Brennen ... Dann geben Sie dem Impuls, die Augen zu schließen, nach und genießen die wohltuende Schwere der Lider ... wunderbar ... gleichzeitig dürfen sich auch alle anderen Muskeln des Körpers entspannen ... die äußeren Augen schließen sich und die inneren Augen werden geöffnet ...

Achtung: Sollten Sie harte Kontaktlinsen tragen, eignet sich die Übung nicht, denn die Hornhaut trocknet leichter aus und das Auge könnte zu sehr tränen oder schmerzen!

Die schöne Treppe als Weg in die Entspannung

Ein weiterer Klassiker ist der Weg in einen entspannten Zustand über eine schöne Treppe:

Nachdem Sie es sich bequem gemacht haben, können Sie einfach einmal bewusst ein- und ausatmen. Nachforschen, wo in Ihrem Körper sich die Muskulatur bereits entspannt anfühlt und sich weiter ausbreiten darf. Wo noch Anspannung ist, darf diese sein – und sie darf vielleicht jetzt in diesem Moment von den entspannten Körperpartien lernen, wie es geht, loszulassen und sich wohlig und bequem zu rekeln ... Dann schließen Sie einen Moment die Augen und stellen Sie sich eine schöne ansprechende Treppe vor, ... es gibt ja Treppen an den verschiedensten Orten der Welt, in verschiedenen Größen und aus den unterschiedlichsten architektonischen Epochen ... und Materialien ...

Einfach mal neugierig sein, welche Treppe vor Ihrem inneren Auge auftaucht ... Ich weiß nicht, ob Sie oben oder unten an dieser Treppe stehen ... auf jeden Fall kann diese Treppe ein wunderbarer Weg hin zu Ihrer Entspannung und zu Ihnen selbst sein.

Nehmen Sie jetzt die erste Stufe – eins – und spüren Sie ganz deutlich, wie Ihr Körper sich auf den Weg macht und sich möglicherweise bereits bei der zweiten Stufe – zwei – sich eine Leichtigkeit oder angenehme Schwere ausbreitet und Sie langsam in Ihrem Rhythmus – drei – die nächste Stufe gehen, voller Ruhe und luftig leicht bereits spüren, wie sich mehr und mehr Entspannung in Ihnen ausbreitet. Vier – die nächste Stufe hilft Ihnen wieder ein Stück weiter auf dem Weg, ganz zu sich selbst zu kommen – und – fünf – mit jedem Ausatmen das, was jetzt vielleicht noch an Gedanken durch Ihren Kopf geht, einfach vorbeiziehen lassen und sich in gelassenem Tempo weiter – sechs – Stufe für Stufe entspannter und leichter oder schwerer zu fühlen und auf dem Weg in Ihre Entspannung zu sein ... sieben – atmen Sie bewusst ein und aus ... lassen sich in die Unterlage sinken – acht – und kommen auf der nächsten Stufe mehr und mehr in einer Gelöstheit und Wärme an – um auf der neunten Stufe in Ihrem Inneren genug Raum zu schaffen für das, was Ihnen guttut, und bei – zehn – gut zu wissen, dass Sie sich einfach eine Pause gönnen und alle Muskeln und Gedanken sich entspannen dürfen und auf ihre Art gelöst sind ... angekommen sein ...

(Es bietet sich an, die Treppe direkt zum Wohlfühlort führen zu lassen – siehe die nächste Übung.)

Mein Wohlfühlort

Jetzt, wo Ihr Körper sich entspannt und mehr und mehr zur Ruhe kommt, kann es sein, dass auch Ihr Geist ruhiger wird ... Ihre Muskeln brauchen jetzt gar nichts zu tun ... und können mit jedem Atemzug noch ein bisschen mehr loslassen ... dürfen sich einfach nur lösen ... und genauso, wie sich Muskeln entspannen, können sich auch Gedanken entspannen ...

Je mehr Sie zur Ruhe kommen ... und Sie möglicherweise noch Geräusche im Raum und meine Stimme wahrnehmen ... und sich

Ihre Aufmerksamkeit gleichzeitig nach innen wendet ... wird es Ihnen möglich, auf einer anderen Ebene Raum zu schaffen für angenehme Gefühle und innere Bilder ...

Sie können Ihre Entspannung noch vertiefen, indem Sie in Ihrem Geist einmal einen Ort aufkommen lassen, der für Sie tiefes Wohlbefinden und Ruhe bedeutet ... vielleicht fällt Ihnen schon jetzt etwas ein, lassen Sie sich Zeit und seien Sie einfach neugierig, was da so auftaucht ...

Es kann ein Ort sein, den es nur in Ihrer Fantasie gibt, oder auch ein Ort, an dem Sie schon waren und der Ihnen vertraut ist ... auf jeden Fall ein Ort, an dem Sie sich sicher und geborgen fühlen ...

Lassen Sie Ihre Vorstellung davon immer deutlicher werden ... achten Sie auf alles Angenehme und Wohltuende ...

und achten Sie darauf, was es an diesem Ort zu sehen gibt ... welche Farben und Formen ... schauen Sie sich um und genießen Sie es einfach, dort zu sein ... beobachten Sie, was es an diesem Ort an schönen Dingen gibt ...

vielleicht nehmen Sie auch ganz bestimmte Geräusche wahr ... vielleicht verstärken diese Geräusche die Ruhe und das Wohlbefinden in Ihnen noch ... sind sie leise oder laut? ... nah oder fern ... wie hören sie sich an und was von diesen Geräuschen vertieft möglicherweise Ihre innere Ruhe ...

und wenn Sie mögen, spüren Sie einfach mal nach, was es an diesem Ort zu spüren gibt ... spüren Sie nach, wie Ihr Körper sich in dieser Situation anfühlt, und gehen Sie den angenehmen Empfindungen bewusst nach ... erlauben Sie sich, das angenehme Gefühl der Ruhe und Entspannung, das sich in Ihrem Körper ausbreitet, zu genießen ... achten Sie vielleicht darauf, wo in Ihrem Körper Sie das angenehme Gefühl der Ruhe am deutlichsten spüren ... geht es von einer bestimmten Stelle Ihres Körpers aus oder umhüllt es Sie möglicherweise als Ganzes ... vielleicht sind da auch Empfindungen auf Ihrer Haut, irgendetwas, was sich gut anfühlt – ein Windhauch oder etwas Ähnliches ...

oder möglicherweise gibt es an Ihrem Ort etwas Besonderes zu riechen ... manche Menschen sagen: Jeder Ort hat seinen ganz eigenen Geruch, wenn man bewusst darauf achtet ...

wenn Sie Lust haben, schauen Sie sich jetzt einfach noch einmal in aller Ruhe um oder nehmen Sie wahr, was es für Sie dort
an angenehmen Dingen wahrzunehmen gibt, und spüren Sie dem
Wohlbefinden nach ...

Sie können diesen Ort jederzeit aufsuchen, wenn es Ihnen
passend erscheint ... und je öfter Sie ihn aufsuchen, um so rascher
werden Sie die wohltuende Wirkung, die dieser Ort auf Sie hat,
wahrnehmen ... und bald brauchen Sie sich nur daran zu erinnern,
und das angenehme Gefühl von Geborgenheit und innerer Ruhe
breitet sich in Ihnen aus ...

Verabschieden Sie sich nun von diesem Ort ... und kehren Sie
zurück in diesen Raum ...

Atmen Sie tief ein und aus und mit jedem Atemzug werden Sie
frisch und wach ...

Rekeln Sie sich, strecken Sie sich und öffnen Sie die Augen.

Eine Reise durch den Körper

Kommen Sie bewusst noch einmal hier in diesem Raum an ...

Nehmen Sie wahr, wie Sie auf der Unterlage liegen ... spüren Sie
nach, ob Sie bequem liegen, Sie nichts einengt

Sie können die Augen jetzt oder später schließen ...

Wandern Sie nun mit ihrer Aufmerksamkeit zu ihren Füßen ...

spüren Sie nach, wie die Fersen aufliegen ...

die Füße locker nach außen fallen ...

spüren Sie in die Zehen des rechten Fußes ...

beginnend mit dem großen Zeh ...

weiter zum zweiten Zeh ...

zum dritten Zeh ...

und spüren Sie in den vierten Zeh hinein ...

und weiter zum kleinen Zeh ...

spüren Sie Ihre Fußsohle ...

den Fußspann ...

nehmen Sie die Fußgelenke wahr ...

wandern mit der Aufmerksamkeit weiter zum Unterschenkel/ Wade/Schienbein ...

hinauf zur Kniekehle ...

spüren Sie, wie der Oberschenkel auf der Unterlage liegt ...

> (Führen Sie diese Schritte ebenso für den anderen Fuß, Unterschenkel und Oberschenkel durch.)

Lenken Sie die Wahrnehmung weiter zum Becken ...

nehmen Sie wahr, wie das Gesäß aufliegt ...

wandern Sie zum Bauch und lächeln Sie Ihrem Kind zu, während sich die Muskulatur weiter entspannt und Ihr Kind die Bewegungsfreiheit genießt ...

wandern weiter zum unteren Rücken ...

und Wirbel für Wirbel die Wirbelsäule nach oben ...

spüren, wie die Schulterblätter die Unterlage berühren – und die Schultern vielleicht in diesem Moment noch mehr entspannen, und wandern weiter in Ihren rechten Arm ...

über den Oberarm ...

den Ellenbogen ...

weiter hinunter zum Unterarm ...

lenken Sie Ihre Aufmerksamkeit auf das Handgelenk – den Handrücken – die Handinnenfläche ...

Wandern Sie nun mit ihrer Aufmerksamkeit in den rechten Daumen ...

weiter zum Zeigefinger ...

Mittelfinger ...

Ringfinger ...

und spüren Sie in den kleinen Finger hinein ...

lenken Sie ihre Aufmerksamkeit nun über den rechten Arm und den Schultergürtel hinüber zum linken Arm ...

Oberarm ...

> (Wandern Sie ebenso zu Ihrer anderen Hand und den Fingern.)

Spüren Sie hinauf zu Ihrem Nacken – und nehmen Sie wahr, wie Ihr Kopf auf der Unterlage liegt ... wie sich Ihre Kopfhaut anfühlt ...

Wandern Sie weiter zum Gesicht über die Stirn – die Augenpartie – die Nase ...

entspannen den Unterkiefer und die Zungenmuskulatur ...

Anspannungs- und Entspannungsdomino

Die Übung entfaltet ihre Kraft im Wahrnehmen und Genießen des Unterschieds von Anspannung und Entspannung.

Beginnen Sie damit, sich anzuspannen, indem Sie die Zehen einkrallen und die Füße nach innen wölben ...

die Fersen in den Boden drücken und die Unterschenkel und Oberschenkel anspannen ...

die Gesäßmuskulatur und den Bauch (Letzteren nur leicht) ...

die Fäuste ballen, die Ellenbogen leicht anbeugen und die Oberarme so mit anspannen ...

den Schultergürtel, Nacken, Stirn-, Augen- und Kiefermuskeln zusammenziehen ...

versuchen Sie, so gut es geht, die Spannung im gesamten Körper zu halten ...

und dann rückwärts beginnend bei der Kiefermuskulatur die Muskeln nacheinander so, wie Sie diese angespannt haben, wieder zu entspannen ...

ähnlich wie Dominosteine, die nun mit einem ersten Impuls, bewusst die Kiefermuskeln loszulassen, alle anderen Muskeln lösen, bis der ganze Körper locker und weich ist ...

Wiederholen Sie die Übung in Ihrem individuellen Tempo drei Mal hintereinander und lassen Sie die Anspannung vollständig von sich abfallen und gleiten Sie tief in Ihre Entspannung.

Ein eigenes, inneres Atelier einrichten

Schließen Sie die Augen und erträumen Sie sich ein Atelier – einen Raum, der ganz Ihren Vorstellungen von Behaglichkeit und Wohlgefühl entspricht. Der alles hat, was Sie brauchen, um es sich so richtig gut gehen zu lassen.

Wie sieht so ein Raum aus? Wo befindet er sich? Was ist Ihnen wichtig: Licht, Duft, Temperatur, Aussicht, Möbel, Farben ... Sie sind die Architektin und Designerin! Lassen Sie es sich so richtig gut gehen und zaubern Sie sich alles hin, was Sie brauchen, um einen Ort zu haben, an dem Sie gerne sind, weil alles da ist, was Sie brauchen.

Wenn dieser Raum einmal eingerichtet und zu Ihrer Zufriedenheit gestaltet ist, können Sie ihn jederzeit betreten und sich ganz der Vorbereitung auf die Geburt hingeben. Sie können diesen inneren wunderschönen Raum auch während der Geburt nutzen, um sich geschützt und geborgen zu fühlen.

Im nächsten Schritt dürfen Sie es sich in Ihrem wunderbaren an sich schon erholsamen Raum gemütlich machen und sich Zeit nehmen für eine ganz besondere Reise: eine genüssliche Reise durch Ihren Körper.

Stiftinduktion

Manche Menschen nennen es Powernapping und nutzen die Pause im Arbeitsalltag, um die Augen zu schließen und zur Ruhe zu kommen. Damit sie jedoch nicht einschlafen, halten sie einen Schlüsselbund in der Hand auf der Stuhllehne. Wenn dieser aus der Hand gleitet, wachen sie auf. Die Stiftinduktion funktioniert ähnlich:

Setzen Sie sich bequem auf einen Stuhl und halten Sie in einer Hand einen Stift zwischen Zeigefinger und Daumen so, dass er mit der Spitze zum Boden zeigt. Machen Sie es sich bequem, nehmen Ihren Körper wahr, atmen und machen sich auf die von Ihnen bevorzugte Art auf die Reise zu sich selbst.

Die Muskulatur entspannt sich zusehends, und nach einer Weile wird der Stift aus Ihrer Hand fallen. Das dabei entstehende Geräusch und Gefühl ist für Sie das Signal, dass die Trance erreicht ist und Sie jetzt noch tiefer in Trance gehen.

Genauso wird die Kontraktion der Gebärmutter für Sie das Zeichen sein, tiefer in Ihre Trance zu gleiten, während Sie – je nachdem, was Sie für sich als kreative Vorstellung gewählt haben – z. B. leuchtende Farben/Energie durch Ihre Fingerspitzen strahlen lassen.

Von 100 auf 1

Machen Sie es sich bequem und schließen die Augen. Atmen Sie dreimal ein und lange aus. Stellen Sie sich dann vor Ihrem inneren Auge die Zahl 100 vor und sagen Sie innerlich »einhundert«. Sprechen Sie in Ihrem Atemrhythmus – sprechen Sie die Zahl und atmen Sie dabei aus.

Während die nächste Zahl – neunundneunzig – vor Ihrem inneren Auge auftaucht, können Sie bereits darauf achten, die Muskeln etwas locker zu lassen und sich tiefer auf die Unterlage sinken zu lassen ... achtundneunzig ... die Zahlen tauchen vor Ihrem inneren Auge auf und Sie zählen mit jeder Ausatmung immer weiter.

Nach einer Weile können Sie die Zahlen immer mehr verblassen oder einfach in den Hintergrund verschwinden lassen ... Sie atmen und gleiten mit jedem Atemzug tiefer in einen angenehmen entspannten Zustand ... erlauben Sie sich, gar nichts tun zu müssen, und mit jeder Zahl kommen Sie mehr und mehr zur Ruhe ... Sie können von 100 bis 1 zählen, können jedoch jederzeit und je mehr die Zahlen verblassen auch vorher einfach weiter und tiefer in Ihre Trance gleiten und es sich einfach gut gehen lassen ... wenn Sie bei 1 angekommen sind, ist das das Zeichen dafür, noch tiefer in die Entspannung zu gleiten ...

Mentales Trainingsprogramm –
die Energie folgt den Gedanken

Erinnern Sie sich an den Vergleich mit einer Sportlerin, die sich durch mentales Training auf alle Phasen des tatsächlichen Trainings oder auf einen Wettkampf vorbereitet? Musiker nutzen die mentale Form der Vorbereitung für Auftritte oder zum Üben und Hineinversetzen in ein Musikstück.

In der Trance kommt die Vorstellung von einem Prozess dem tatsächlichen Erleben sehr nahe. Das heißt, die Abbildung im Gehirn entspricht ähnlichen Arealen wie die tatsächliche Ausführung der Bewegungen. Interessanterweise lassen sich selbst große Muskeln durch mentales Training kräftigen. Die Teilnehmer eines Experiments stellten sich fünf Mal wöchentlich die größtmögliche Anspannung des Bizeps vor. Der gemessene Muskelzuwachs betrug nach zwei Wochen 13,5 % und war auch nach drei Monaten noch erhalten.[2]

Wie die Vorstellungskraft – sei es, dass wir uns vorstellen, etwas zu sehen, zu hören oder uns zu bewegen – sich auf den Körper auswirkt, können Sie in einem kleinen Experiment selbst erfahren:

Nehmen Sie sich einen ca. 20 cm langen Faden und binden Sie einen Ring oder Schlüssel daran. Jetzt haben Sie ein Pendel. Dann setzen Sie sich und stützen den Ellenbogen auf Ihr Knie und halten den Faden zwischen Zeigefinger und Daumen. Versuchen Sie zuerst das Pendel ruhig auf einer Stelle zu halten und stellen sich dann vor, dass es beginnt, hin und her zu schwingen. Stellen Sie sich die Bewegung nur vor und schauen Sie, was passiert. Sie können sich auch vorstellen, wie das Pendel kreisförmige Bewegungen ausführt. Lassen Sie sich überraschen.

Es entsteht das Gefühl, als würden die Bewegungen des Pendels wie von selbst geschehen. Wie ist das möglich? Es handelt sich hier um den sogenannten Carpenter-Effekt, benannt nach dem Physiologen W. B. Carpenter, der diesen Effekt erstmals 1852 wissenschaftlich untersuchte. Allein die visuelle, akustische oder motorische Vorstellung löst kleine und kaum wahrnehm-

---

2 www.ncbi.nlm.nih.gov/pubmed/14998709

bare reale Muskelbewegungen aus. Die Energie folgt den Gedanken und aktiviert uns unmerklich in eine bestimmte Richtung. Dies ist sehr nützlich und funktioniert beispielsweise beim autogenen Training sehr gut, wenn die Vorstellung von Wärme in einem Körperteil die Gefäße erweitert und durch die verbesserte Durchblutung tatsächlich eine Temperaturerhöhung einsetzt.

Der Dreh: In der mentalen Geburtsvorbereitung durchlaufen Sie auf Probe die einzelnen Phasen der Geburt. Sie werden dann in der Geburt Ihrer Wahrnehmung vertrauen und vielfältige Wahlmöglichkeiten haben, um diesem natürlichen Prozess neugierig und intuitiv zu folgen und ganz bei sich selbst zu bleiben. Es ist ein Unterschied, ob Sie Ihren Körper zwischen den Kontraktionen beispielsweise an einem wunderschönen Ort entspannen oder angespannt und ängstlich auf die nächste Kontraktion warten. Genauso ist es wichtig, die natürlichen Bewegungsimpulse zu unterstützen, die mit jeder Welle ihr Kind voranbringen. Jede Kontraktion wird zu einem positiven Auslösereiz für eine noch tiefere Entspannung.

Die Geburtsphasen nehmen ihren Lauf

Ich gehe davon aus, dass Sie sich von einer Hebamme während der Schwangerschaft begleiten lassen. Das kann eine Frau gar nicht früh genug tun, um ein vertrauensvolles Verhältnis aufzubauen und sich gut betreut zu fühlen. Ihre Hebamme und Ihr Gynäkologe bzw. Gynäkologin werden Ihnen alle Fragen rund um Schwangerschaft und Geburt beantworten. In den Vorbereitungskursen erhalten Sie zudem nützliche Informationen zum Geburtsverlauf. Nutzen Sie diese professionellen und erfahrenen Quellen, seien Sie neugierig und machen Sie sich schlau. In jedem Lehrbuch sind die folgenden Geburtsphasen beschrieben, und es ist gut, sie für eine Orientierung in der Geburt abgespeichert zu haben:

- Eröffnung – Muttermund beginnt sich zu öffnen
- Übergang – der Muttermund hat sich vollständig geöffnet
- Austreibungsphase – das Baby wird durch das Becken nach draußen geschoben
- Nachgeburt – die Plazenta wird geboren, Nachwehen sorgen für das weitere Zusammenziehen der Gebärmutter.

Sie werden sich jetzt gezielt auf die Phasen der Geburt vorbereiten. Wenn die Geburt beginnt, werden Sie im Einklang mit Ihrem Körper wissen, was zu tun ist. Sie werden neugierig beobachten, wie der Uterus sich kontrahiert und sich die Zervix, also der Muttermund, immer weiter öffnet und die Muskeln des Beckens sich langsam dehnen. Jede Pause nutzen Sie, um gelöst und tief entspannt Kraft zu schöpfen. Denn bald, in der Zukunft, wird Ihr Kind geboren.

Trancereise[3]

Die Geburt: Vom Gebären und Geborenwerden – zur Welt und auf die Welt kommen ...

Diese Trance soll dich dabei unterstützen, dich optimal auf die Geburt vorzubereiten.

Induktion:

Schön, dass du dir jetzt diese Pause gönnst ... es dir in der Schwangerschaft und mit deinem Kind im Bauch gut gehen lässt ... deine innere Weisheit und dein inneres Wissen einlädst und um neue Ideen bereicherst ... wahrscheinlich weißt du bereits, wie du am angenehmsten in einen wohltuenden Trancezustand gleiten kannst ...

Nutze und trainiere die Methode, die am besten zu dir passt!

Du kannst nun – vorausschauend – dich ganz den Phasen der bevorstehenden Geburt widmen und in deinem Tempo und Rhythmus deiner Vorstellungswelt Raum geben ...

---

3 Diese Trancereise steht als Audiodatei zum Download zur Verfügung unter www. carl-auer.de/machbar/traumgeburt.

... jetzt kannst du dir Zeit nehmen, deine Gedanken und Gefühle, deine Vorstellungen und dein inneres Wissen ... dein Körperwissen und deine ganze dir zur Verfügung stehende Aufmerksamkeit auf das Thema Geburt zu richten ... lasse dir Zeit, deine Gedanken und Vorstellungen einzuladen ... den Weg frei zu machen für deine Wünsche und dein unbewusstes Wissen darüber, was gut für dich und dein Kind ist ... nimm dir alle Zeit ... und es dauert so lange, wie es dauert ... sich vertiefen wie in ein gutes Buch ... blättern und sich von den auftauchenden und vorbeischwebenden Bildern inspirieren lassen ... und sich erlauben, weiterzublättern und neugierig zu sein, was dich berührt und für die Geburt inspiriert ...

... so, wie dein Kind in dir heranwächst ... und so, wie wir alle im Leben immer wieder über uns hinauswachsen ... wirst du mit deinem Erleben während der Geburt über dich hinauswachsen ... und die Kräfte, die in dir schlummern, bestaunen und nutzen ... jedem Anfang wohnt ein Zauber inne, der uns staunen lässt und uns tiefer ins Leben hineinzieht ...

und ist es nicht gut zu wissen ... Gewissheit zu haben ... dass dein Kind, während du dich hier wohlig entspannst, die gleiche Wohligkeit erlebt ... in seinem geschützten Raum so gut versorgt ... vollkommen natürlich reguliert sich dein Körper ...

und wie die Sicherheit wächst ... mit jedem Tag, dass es da ist und euch entgegenkommt und schon weiß, wann die Zeit reif ist ... reif dafür, zur Welt zu kommen ...

vielleicht erinnerst du dich gerade, wie bewegend die erste Bewegung deines Kindes für dich war und wie es dich bewegt ... es zu spüren, in Kontakt zu kommen und in diesem ganz besonderen Zwiegespräch zu sein ... vielleicht anfangs ganz leicht wie ein Schmetterlingsflügel ... ein erstes Anklopfen, das aus dem warmen weichen Haus kommt ...

... dein Kind reift und bereitet sich auf seinen großen Auftritt vor ... dafür nimmt es sich alle Zeit, die es braucht ... und wenn die Zeit reif ist, wird es den Auftakt geben, und die Geburt beginnt ... die erste Phase, die **Eröffnungsphase**, nimmt ihren Lauf ... die Geburtsarbeit beginnt ... ihr findet euren Rhythmus, und du bist frei und kannst einfach deinen Impulsen folgen ... aus deiner Mitte heraus ...

und mit der ersten Kontraktion deiner Gebärmutter ist dein Kind ein Stück vorangekommen, auf dem Weg in die Welt ... Schritt für

Schritt ... die Kraft, die du nun spürst durch die Kontraktion der Muskeln deiner Gebärmutter, die sich zusammenziehen und fest und hart werden ... so, wie du es bereits aus den Übungswehen während der Schwangerschaft kennst ... weiten und öffnen gleichzeitig den Muttermund ... weiter und weiter ... sodass er nach der Zeit, die nötig ist, so weit geöffnet ist, um das Baby weiter nach unten rutschen zu lassen ...

jede Kontraktion bringt dich voran und drückt dein Kind nach unten ... dein Körper führt dich, ohne dass du bewusst etwas tun musst ... steuert euch durch einen natürlichen Prozess hindurch ... während du einfach den Weg frei machst ... und deinen Körper im tiefen inneren Wissen, deine Fähigkeit, die sich in Millionen von Jahren der Evolution entwickelt hat, auf angenehm entspannte Weise entfalten lässt ...

und nach jeder Kontraktion entspannen sich die Muskeln der Gebärmutter wieder und gönnen sich eine Pause – so wie du dir diese Pause gönnst und gar nichts tun musst ... einfach nur sein und tief in deine Entspannung gleiten ... deinen Wohlfühlort besuchen ... deinem Körper vertraust und die Arbeit tun lässt, die zu tun ist ... sich zu öffnen im ganz eigenen Tempo und Rhythmus und die Muskulatur deiner Gebärmutter in aller Besonnenheit und Kraft arbeiten zu lassen ...

und dein Unbewusstes hilft dir, mit jeder Geburtswelle mehr zu vertrauen ... du entwickelst diese Kontrolle mit jeder Kontraktion, mit der du auf ganz natürliche Weise fortschreitest ... während sich der Muttermund immer weiter öffnet ... wirst du spüren, wie ein Übergang stattfindet ... dein Kind weiter auf dem Geburtsweg vorangekommen ist und sich dem Muttermund, sich der vollständigen Öffnung nähert ...

diese Übergangsphase lässt dich bereit sein, dich weiter zu öffnen und loszulassen, als du es für möglich gehalten hast ... du wirst spüren, wie sich ein unverkennbarer Drang zu pressen meldet ... und du noch tiefer in deine eigene Welt gehst und damit der Weg jetzt frei ist, und dein Kind nimmt seinen Weg durch das Becken hinaus durch die weiche Vagina und weiter ...

jede dieser Kontraktionen unterstützt dich dabei, das Kind hinauszuschieben ... dein Körper und deine Stimme tun ganz intuitiv,

wonach dir ist ... sei neugierig, welche Bilder dich innerlich leiten und das Fest des Lebens intensivieren ... nimm dir diese Kraft
und lass dich tragen ... alle Zellen deines Körpers wissen, was zu
tun ist ... entschlüsseln Signale und bringen alles wie von selbst
auf den Weg ... im perfekten Zusammenspiel von Körper und Seele ... ganz in deiner ureigenen Kraft ... so, wie sich Pflanzen zum
Licht recken und Blüten sich aus der Knospe entfalten ... wird der
Kopf deines Kindes sichtbar und mit einer der nächsten Kontraktion geboren werden, und kurz darauf der gesamte kleine Körper
herauskommen ... welch eine Freude ... du hast es geschafft und
hältst dein Kind in den Händen und spürst es auf deiner Haut ...
betrachtest es ... das Gesicht und die kleinen Händchen ... was es
da alles zu entdecken gibt ... zu fühlen ... zu riechen ... und in den
Augen deines Kindes zu sehen ... ein unglaubliches Ereignis, auf
das du dein ganzes Leben immer wieder zufrieden zurückblicken
wirst ... auf diese Erfahrung, wie auf einem anderen Planeten ge-
wesen zu sein ...

die Geburtsarbeit ist fast getan ... nach der Geburt in der Nachge-
burtsphase kommt die Plazenta ... sie löst sich weich und warm
und gleitet mit den letzten Kontraktionen aus dir heraus ... während die Nachwehen dafür sorgen, dass sich die Gebärmutter
weiter zusammenzieht und sich die Blutgefäße ganz natürlich
verschließen ... und die Zeit der Regeneration beginnt ... deine Gebärmutter hat ihre Aufgabe wunderbar gemeistert, und dein Körper weiß auch jetzt, was zu tun ist ... alles reguliert sich wie von
selbst ... und du weißt, wie du dir deine Pausen gönnst und dich
jetzt tief entspannst ... dein Kind ganz nah bei dir ...

Rückholung und posthypnotische Suggestion:

und diese Entspannung und Gelöstheit, die du jetzt auf deine Art
spürst ... die wohlige Ruhe ... und Lockerheit deiner Muskulatur ...
vielleicht ein bestimmtes Bild ... vielleicht eine angenehme Farbe ...
kannst du jederzeit wieder erleben. Je mehr du dies übst und dir
Zeit für deine Pausen nimmst, desto leichter wirst du beim nächsten Mal so tief entspannen ... so behaglich und entspannt zu sein
ist deine Fähigkeit ... ganz natürlich vorhanden in deinem Körper
und Geist ... die dich auf eine Weise unterstützen kann, die du nie
für möglich gehalten hättest ...

und immer, wenn du wieder in diesen Zustand tiefer wohltuender Entspannung zurückkehren möchtest ... brauchst du nur ein paar tiefe wohltuende Atemzüge zu nehmen ... genüsslich mit deiner Aufmerksamkeit durch deinen Körper wandern ... und dir vorstellen, wie entspannt du sein kannst ...

... und während du jetzt beginnst, dich zu rekeln und zu strecken ... und jeden Teil deines Körpers frisch und wach werden lässt ... vollkommen wach ... öffnest du die Augen und atmest durch die Nase ein ... wirst immer frischer und wacher ... gut so ...

Autosuggestionen

Es hat sich bewährt, sich bewusst kraftspendende Sätze zu schaffen, die die Gedanken umrahmen und wie Autosuggestionen wirken. Mit diesen Sätzen ermutigen Sie sich selbst und verankern die guten Wünsche und Ziele, die Sie haben, sicher – so, dass Sie während der Geburt darauf zurückgreifen können.

Damit Autosuggestionen gut funktionieren, sollten Sie bei der Formulierung ein paar Regeln beachten:

1) Formulieren Sie kurz und prägnant, denn in der Kürze liegt hier die Würze.
2) Benutzen Sie die Gegenwartsform – Sie haben die Fähigkeit *jetzt* in sich.
3) Die Formulierungen sind positiv – verwenden Sie keine negativen Worte wie z. B. Problem, Schmerz etc.
4) Die Worte »nicht«, »nein«, »nie« oder »keine« sind Verneinungen, die nicht verwendet werden, denn sie fokussieren auf das, was eigentlich *nicht* da sein soll.
5) Machen Sie sich bewusst, mit welcher positiven Körperhaltung die Affirmation verkoppelt ist.
6) Verkoppeln Sie die Worte bildreich.

Autosuggestionen entwickeln Ihre Wirkung nur, wenn sie aus Ihnen heraus kommen. Niemand kann Ihnen sagen, was Sie denken sollen. Allerdings erlaube ich mir einige Anregungen, um Sie zu inspirieren. Überlegen Sie gemeinsam mit Ihrem Partner, welche kraftspendenden fokussierenden Gedanken Sie gut verankern können. Er kann Sie während der Geburt daran erinnern und damit sehr unterstützen. Sie können sich mehrere Autosuggestionen für die Schwangerschaft und die verschiedenen Phasen der Geburt kreieren.

- Ich verlasse mich voll und ganz auf meine Intuition.
- Jede Geburtswelle bringt mich mehr und mehr voran.
- Ich vertraue auf meine Kraft und meinen Körper.
- Ich erlebe das Abenteuer Geburt mit allen Sinnen.
- Ich bin bei mir und mit jeder Kontraktion mehr und mehr.
- Meine Atmung strömt mit meinem Kind.
- Ich vertraue darauf, dass mein Körper genau weiß, was er zu tun hat.
- Ich bin vollständig entspannt, ruhig und gelöst.
- Ich weiß, dass es meinem Kind gut geht, wenn es mir gut geht.
- Ich lächle meinem Kind zu, und es ist geborgen und gut versorgt.
- Ich genieße die Energie, die durch meinen Körper fließt.
- Die Geburt beginnt, weil mein Kind bereit ist.
- Jede Kontraktion ist ein Geschenk meines Körpers.
- Ich bin wie eine Blüte, die sich langsam zur Sonne hin öffnet.
- Ich vertraue darauf, dass mein Körper gebären kann.
- Ich bin kraftvoll, stark und voller Hingabe.
- Ich öffne mich dem Fluss des Lebens.
- Ich vertraue auf meine innere Stärke.

Vom Bergsteigen und anderen Lieblingsbeschäftigungen

Die Trancegeschichte über die Geburt ist eine Möglichkeit, sich auf den Prozess gut vorzubereiten. Ich frage die Frauen in meiner Praxis immer danach, wie sie sich die Geburt vorstellen. Vielleicht gibt es prozesshafte Beschäftigungen, denen sie gerne nachgehen, oder eine Assoziation, womit sie den Geburtsprozess vergleichen könnten. Dann kommen ganz unterschiedliche Ideen – je nachdem, was im Leben der Frauen eine Rolle spielt. Manche denken an einen Ausdauerlauf, an eine Bergwanderung, eine Reise, ein Musikstück, den Bau eines Hauses oder wie sie etwas stricken.

Beispielsweise berichtete eine Frau, dass Laufen für sie ein wichtiger Teil ihres Lebens ist. Als sie erzählt, was ihr beim Joggen besonders guttut, wird ihr Folgendes bewusst: Oft spürt sie, wie sie an einen Punkt kommt, an dem sie glaubt, nicht mehr weiter zu können. Wenn sie über diesen Punkt hinausgeht, macht sie immer wieder die Erfahrung, dass es doch geht und eine Art Hochgefühl einsetzt – eine Belohnung in Form einer Endorphinausschüttung und der Erkenntnis, dass da mehr Kraft ist, als sie denkt.

Daraus hat sich für Sie die entsprechende Affirmation ergeben: »Da ist immer noch mehr Kraft, als ich denke«, die sie für die Geburt verankert hat. Sie läuft meist die gleiche Strecke, und während Sie darüber erzählt, taucht der Rhythmus der Jahreszeiten auf – wie im Herbst die Eichhörnchen Nüsse sammeln, das Licht sich verändert, einen milchigen Ton bekommt, und wie sich der erdige Geruch der Blätter verbreitet ... wie im Winter der knallblaue Himmel sich von der Schneefläche abhebt und ... im Frühling ... und im Sommer ... Wie der natürliche Wechsel der Jahreszeiten und die immerwährende Veränderung der Natur sie einschließt in einen natürlichen Kreislauf des Lebens.

Am Ende Ihrer Runde sammelt sie noch einmal alle Kräfte und legt einen kraftvollen Sprint ein. Danach gönnt sie sich eine ausgiebige heiße Dusche und genießt die Entspannung der gut durchbluteten Muskulatur.

Es liegt nahe, diese Phasen für den Prozess der Geburt zu nutzen. Vom lockeren Loslaufen und Aufwärmen (Eröffnungsphase) weiter das Tempo langsam erhöhen bis zu dem Punkt, wo alle Kräfte gesammelt werden und sie spürt, dass da noch Kraft ist (Übergangsphase), und wie von selbst laufen, um dann den letzten kraftvollen Sprint (Austreibungsphase) einzulegen.

Ähnlich inspirierend ist die Vorstellung einer Frau, die Geburt mit einer Bergwanderung zu vergleichen. Bei genauerem Nachfragen tauchen dann Bilder und körperliche Wahrnehmungen und Gefühle auf. Da ist ein Weg zu gehen – Schritt für Schritt –, mit einem Ziel und einem Rucksack voller Dinge, die wichtig und gut sind.

Es gibt eine Landkarte, auf der sie die Landschaft von oben betrachten kann und einen guten Überblick hat. Sie weiß, wann es Zeit ist für die Pause und wie sie sich dann stärkt. Interessanterweise tauchten anschließend in der Trance nicht die Bilder der Bergwanderung auf, sondern die Frau schwamm im Wasser eines Flusses. Die Frau ließ sich auf einem Schwimmbrett auf dem Wasser treiben und während der Uteruskontraktionen machte sie kräftige Schwimmbewegungen, um sich anschließend einfach, gut getragen, weiter treiben zu lassen.

Sie war überrascht und freute sich über die neue Idee. Die Vernunft hatte die Bergwanderung mit Geburt verknüpft und sich auf einer unbewussten Ebene einen anderen Weg erlaubt. Sie wollte ursprünglich die Kontraktionen »Schritt für Schritt abarbeiten« und stellte fest, dass dies ein Muster in ihrem Leben ist, bei dem sie oftmals die Pausen vergaß. Nach dem Motto: Erst die Arbeit, dann das Vergnügen. Das war eine interessante Erkenntnis, und die Geburt verlief angenehm und so, wie sie es sich gewünscht hatte.

Die dazu passende Affirmation lautet: »Ich lasse mich tragen und bin im Fluss.«

Ich will Sie mit diesem Abschnitt einladen, Ihren individuellen Vorstellungen zu folgen. Vielleicht fällt Ihnen gerade etwas ein, was Ihre Fantasie beflügelt. Welche Vorstellung passt für Sie am besten – wie stellen Sie sich die Geburt vor? Machen Sie sich ein paar Notizen und seien Sie neugierig, welche neuen Hinweise im entspannten Zustand auf angenehme, leichte Weise auftauchen.

Schmerzbewältigung

Schmerzen – und die Angst vor Schmerzen – gehören zu den großen Befürchtungen in der Vorbereitung auf die Geburt. Was hat es eigentlich mit dem Geburtsschmerz auf sich und wozu ist er nütze? Welche Strategien gibt es, um Schmerzen zu bewältigen?

Was ist Schmerz?

Jeder Mensch hat seine ganz eigenen Erfahrungen mit dem Erleben und Bewältigen von Schmerzen. In den Zeiten der Aufklärung erstellte der französische Philosoph René Descartes 1644 ein Modell, bei dem er die Schmerzwahrnehmung mit dem Läuten einer Glocke verglich. Eine Verbrennung am Fuß beispielsweise veranlasst demnach das Ziehen am Seil der Glocke, wobei das Seil die Nervenbahn abbilden soll. Das Seil bringt die Glocke im Gehirn zum Läuten. Diese einfache Reizleitung vernachlässigt jedoch, dass nicht jeder Schmerz bei jedem Menschen die gleiche Glocke zum Klingen bringt.

Wie Schmerzen erlebt werden, hängt von den Erfahrungen und Bewältigungsstrategien des jeweiligen Menschen ab. Schmerz wird immer individuell erfahren und beschrieben. Deshalb gibt es auch nicht *den* Geburtsschmerz. Lange Zeit ging man davon aus, dass ein Schmerz auslösender Reiz eine Reaktion im sogenannten Schmerzzentrum des Gehirns bewirkt. Mittels bildgebender Verfahren wurde aber nachgewiesen, dass es nicht *ein* Schmerzzentrum gibt, sondern ein Schmerznetzwerk, das sich über verschiedene Bereiche des Gehirns erstreckt.

Die Empfindung Schmerz besteht aus einer komplexen Wechselwirkung zwischen biologischen, psychischen und sozialen Faktoren.

Grundsätzlich erleben wir Schmerz, wenn unser Körper ein Signal sendet, dessen Information uns zeigt: Wir haben eine Verletzung erlitten oder wir sind krank. Ohne die Wahrnehmung von Schmerz können wir nicht überleben, denn er bringt uns dazu, uns sofort unserem Körper zuzuwenden und entsprechende Maßnahmen zu ergreifen. Wir haben entweder den Impuls, zu fliehen und aus der Gefahrenzone zu gelangen, wenn wir verletzt werden, oder wir entwickeln Kampfbereitschaft, um weitere Verletzungen abzuwehren. Wir suchen die Ursache und tun schnellstmöglich etwas, um den Schmerz zu lindern bzw. zu stoppen.

Ein Schmerz löst natürlicherweise eine Stressreaktion aus – der Körper schlägt Alarm bzw. erkennt eine Gefahr und bringt uns dazu, etwas dagegen zu tun. Das zentrale Nervensystem wird aktiviert, und es kommt zur vermehrten Ausschüttung von Noradrenalin oder Adrenalin aus der Nebennierenrinde. Dies hat zur Folge, dass Herzfrequenz und Blutdruck steigen, die Atemfrequenz sich erhöht und Zucker und Fettreserven in die Muskulatur strömen. Dies geschieht unabhängig von rationalen Denkprozessen, denn es wäre Zeitverschwendung, erst mal darüber nachzudenken, ob der Schmerz in der Hand damit zu tun haben könnte, dass möglicherweise die Herdplatte heiß ist, auf die man sich abstützt. Wir sind darauf programmiert: Es entspricht unserem natürlichen und überlebenswichtigen Instinkt, gegen Schmerzreize schnellstmöglich etwas zu unternehmen.

Der Geburtsschmerz – eine Paradoxie

An dieser Stelle wird es im Hinblick auf die Geburt spannend. Ein zentraler Punkt in der Vorbereitung auf eine Geburt ist der: Die Schwangere sollte die Gebärmutterkontraktionen und Gewebedehnung in der Geburt nicht mit ihrer – ansonsten ja nützlichen – Verhaltensprogrammierung beantworten. Die Geburt ist weder ein Angriff von außen noch eine Erkrankung – obwohl die große Kraft der Muskulatur des Uterus und die Dehnung von Gewebe sich nach Informationen der Schmerzwahrnehmungsrezeptoren (Nozizeptoren) im ersten Moment so anfühlen kann, als würde man verletzt.

Wie Sie wissen, laufen diese Informationen über das zentrale Nervensystem aufwärts über das Rückenmark, Stammhirn und Zwischenhirn zum Großhirn. Ein Schmerz wird erst dann gespürt, wenn die Signale aus dem Körper vom Gehirn entschlüsselt wurden. Schmerzen entstehen letztendlich im Kopf! Nach der Verarbeitung von peripheren Schmerzimpulsen durch unser Gehirn bekommt er seine Bedeutung und aktiviert Handlungsimpulse.

Für die Vorbereitung auf die Geburt ist es äußerst wichtig, eine individuelle Bedeutung des Schmerzes für Ihr inneres Erleben und umsetzbare Bewältigungsstrategien zu erarbeiten. Ihre sinnstiftenden Interpretationen der Körperempfindungen sind ein zentraler Punkt und die Basis für klassische psychologische Schmerzbewältigungsstrategien. Sie haben ausschlaggebende Auswirkungen auf die Rückkopplung bzw. Antwort Ihres Bewertungssystems im Großhirn und der Reizleitung im Nervensystem.

Welche Möglichkeiten Sie entwickeln können, um dem Geburtsprozess eine für Sic positive Bedeutung zu geben, die wiederum die Schmerzwahrnehmung beeinflusst, ist Teil dieses Kapitels.

Besonderheiten der Schmerzwahrnehmung in der Geburt

Das Besondere am Geburtsschmerz ist seine Einzigartigkeit und zeitliche Begrenzung. Die erfahrene Hebamme Ina May Gaskin schreibt in ihrem Buch »Die selbstbestimmte Geburt«: »Ich glaube, der Schmerz normaler Wehen hat eine Bedeutung. Das Interessante am Schmerz ist, dass er rein ist. Wenn Sie ihn durchlebt haben, ist er vorbei. Sie können ihn in der Erinnerung nicht wiedererleben. Der Wehenschmerz ist etwas Besonderes: Er schadet dem Körper fast nie« (Gaskin 2008, S. 164).

Der Beginn jeder einzelnen Gebärmutterkontraktion sorgt dafür, den Körper kurzzeitig zu aktivieren. Dabei werden Stresshormone – sogenannte Katecholamine – freigesetzt, die wiederum eine erhöhte Produktion von Oxytozin und gleichzeitig die Bildung von Endorphinen aktivieren. Das ist erst mal gut so, denn Oxytozin ist ein Hormon, das weitere Wehen auslöst und den Geburtsprozess in Gang hält sowie die Bindungsfähigkeit stimuliert. Zusätzlich senkt es den Blutdruck und den Kortisolspiegel, der für Stress zuständig ist. Die Produktion von Endorphinen wirkt beruhigend und dämpft die Schmerzwahrnehmung.

Das Besondere im Geburtsprozess ist die Abwechslung zwischen den Geburtswellen, die kurzzeitig körperlich als akuter Stress wahrgenommen werden, und den absolut schmerzfreien Pausen! Und nur schon einmal vorwegnehmend: Auch während der Wehen besteht Ihr Körper aus einer Menge schmerzfreier Regionen. Ihre Beine bis in die Zehenspitzen, die Arme bis in die Finger hinein, Kopf und Gesicht, Schultergürtel und Nacken werden während der Geburt nicht unwillkürlich kontrahiert. Endorphine – die auch als Glückshormone bezeichnet werden – versetzen Sie und Ihr Kind in eine beruhigte positive Stimmung – sie rufen einen natürlichen Trancezustand hervor. Diese feine Choreographie Ihres Körpers bewirkt, dass die Wehentätigkeit schrittweise gesteigert und gleichzeitig die Schmerztoleranz erhöht wird.

»Am Ende der Geburt des Kindes, wenn die Schmerzen schlagartig aufhören, finden sich im Körper der Frau ungeheure Mengen an Endorphinen, die Gefühle von großer Zufriedenheit über die eigene Leistung, Ekstase und Euphorie mit sich bringen. Mit diesem Gefühl tritt die Frau ihrem Kind gegenüber und beginnt ihre Erfahrung als Mutter« (Schmid 2005, S. 24).

Begrüßen Sie die erste Wehe freudig, Ihr Körper ist – im Einklang mit Ihrem Kind – der Dirigent, der den Taktstock erhebt und ein wunderbares Konzert beginnt. Der erste Stress aktiviert das sympathische Nervensystem und setzt die Kräfte frei, die für die Kontraktion der Gebärmutter wichtig sind. Dieser Zustand hilft Ihnen, sich ganz auf sich selbst zu konzentrieren und Ihre Aufmerksamkeit voll und ganz auf Ihren Körper zu richten. Die Muskelkraft der Gebärmutter unterstützt Ihr Kind – Schritt für Schritt – mit sanftem Druck ein Stück weiter auf seinem Weg auf die Welt. Anschließend macht Ihr Körper eine Pause, und Sie dürfen diese Pause nutzen, um sich auszuruhen und neue Kraft zu schöpfen. Dann sorgt der parasympathische Ast Ihres vegetativen Nervensystems für eine Entspannungsphase. Alle Muskeln können sich entspannen, der Atem vertieft sich, und alle Organe und Ihr Kind sind optimal mit Sauerstoff versorgt. Die Entlastung in dieser Pause gilt es zu nutzen, um intuitiv mit der nächste Welle weiter voranzugehen.

Wehenfördernde Mittel und Einleitung

In den meisten Fällen finden die Wehen ihren Rhythmus und steigern langsam ihre Intensität. Wenn die Geburt durch ein Wehenmittel eingeleitet wird, ist das nicht immer der Fall. Manchen Frauen erscheint es so, dass die Wirkung des Medikaments die Wehen abrupt und mit großer Heftigkeit einsetzen lässt. Es fühlt sich so an, als wäre der Körper noch nicht reif und von außen beeinflusst. Auf diese Weise kann das Gefühl entstehen, dass die Wehen nicht steuerbar und sehr intensiv sind.

Wenn es eine medizinische Indikation gibt, die die Einleitung der Geburt nötig macht, ist es ratsam, auch hier die Kontraktionen freundlich zu begrüßen und Ihrem Körper zu signalisieren, dass hier etwas von außen angestoßen wird und in einen natürlichen rhythmischen Ablauf übergeht. Beobachten Sie neugierig Ihre Körperempfindungen und bringen Sie sich in eine innere Balance. Die Kontraktionen nehmen ihren Lauf und werden nach dem Anstoß von außen zu einem natürlichen Prozess.

Vom Winde verweht – Worte und ihre Bedeutung

Bevor Sie weiterlesen, lassen Sie einen Moment die Gedanken schweifen und achten Sie darauf, welche Verknüpfungen Ihr Gehirn bei dem Wort »Wehe« produziert. »Weh« ist ein altes Wort für »Schmerz«, und Worte verwandeln sich immer wortwörtlich in Bilder und Gefühle. Das Wort ist für die meisten Menschen mit »wehtun« oder »wehe, wenn …« – also eher negativen Vorstellungen – verknüpft. Wie Wehen empfunden werden – ob nun als Qual, Mühsal oder Schmerz oder als natürliche Muskelkontraktion, wogende Kraft oder Energie –, hängt davon ab, welche Bedeutung wir ihnen geben.

Ich werde im weiteren Verlauf des Buches für die Bezeichnung »Wehe« immer wieder die Worte Gebärmutterkontraktion, Geburtswelle, Welle oder Muskelkontraktion verwenden. Vielleicht kommt Ihnen spontan bei dem Wort »Welle« etwas

in den Sinn. Erfahrungsgemäß löst dieses Wort positive Asso-
ziationen aus. Wellen stehen für Naturkräfte und werden mit
Wasser verknüpft. Wellenförmige Bewegungen tragen und
bringen vorwärts. Auf eine Welle kann man aufspringen oder
auf ihr schaukeln, sie steigt an und verebbt wieder in einem
gleichmäßigen Rhythmus. Sie haben natürlich Ihre ganz eigene Vorstellung bei dem Wort Welle – welche? Entsteht spontan
ein Bild, ein Geräusch oder ein Gefühl? Vielleicht schmecken
oder riechen Sie sogar etwas? Ich erinnere mich an eine Frau,
die Wellen mit unangenehmen Vorstellungen verknüpfte: Sie
fühlte sich überrollt, fortgerissen und verband damit eher die
Angst zu ertrinken. Sie assoziierte die Geburt lieber mit einer
Wanderung, während jede Kontraktion sie einige Höhenmeter
weiter nach oben zum Gipfel brachte. Das Wichtigste ist, die
Kraft jeder Wehe anzuerkennen und sie positiv zu nutzen, denn
jede einzelne bringt Sie und Ihr Kind voran auf dem Weg zur
Welt.

Es mutet vielleicht etwas eigenartig an, sich an dieser Stelle
mit der Bedeutung von Worten zu beschäftigen. Wahrscheinlich
ist Ihnen das Zitat des antiken Philosophen Epiktet (50–138)
bekannt, der behauptet, dass nicht die Dinge an sich uns beunruhigen, sondern die Meinungen und Urteile, die wir darüber
haben. In der Psychologie ist der Effekt, den die Beschreibung
von Dingen hat, ein recht gut untersuchtes Phänomen. Es geht
nicht darum, neue Fakten zu schaffen, sondern einen neuen
Blickwinkel zu entdecken. Diese Methode nennt sich Reframing
und ermöglicht es – ähnlich wie bei der Betrachtung eines Bil-
des, das man bisher immer nur aus einer Perspektive angeschaut
hat –, eine Neurahmung vorzunehmen, indem man es von einer
neuen Warte aus betrachtet. Dann entstehen Wahlfreiheit und
mentale Flexibilität.

Neurophysiologisch gesehen entstehen auf diese Weise neue
Verknüpfungen im Gehirn. Erinnern Sie sich an die Assozia-

tionsfelder im Gehirn, in denen die Vorstellungen von der Welt ganz individuell abgespeichert sind. Es gilt zu überprüfen, welche Erfahrungen, Informationen und Vorstellungen Sie zum Thema Schmerz und Wehen in sich tragen. Das wiederum hat Auswirkungen auf Ihr Erleben und Ihre Bewältigungskompetenz.

Frauen haben in der Geburt Schmerzen, weil sie glauben, dass es normal ist, Schmerzen zu haben. Oder hat Ihnen schon einmal jemand etwas anderes erzählt? Da gibt es unzählige Filme und Bilder in den Medien, und es steht ja bereits in der Bibel geschrieben. Muss das so sein? Nein. Etwas anderes als Schmerzen zu erleben, wenn sich die Gebärmutter zusammenzieht, ist allerdings nur möglich, wenn diese konditionierte Verknüpfung verändert wird. Es braucht positive selbststärkende und sinnstiftende Strategien, die stattdessen erlebt werden. Das ist ein kreativer Prozess, der auf spielerische Weise völlig neue (Licht-) Blicke auf die Geburt wirft, die dann wie von selbst wirken und die Geburt erleichtern. Im Folgenden werden Sie dazu einige Möglichkeiten kennenlernen.

Wenn die in der Vergangenheit bestandene Kausalität »Wehen = Schmerzen« aufgehoben wird, entfaltet sich ein mentales Spielfeld, das Ihnen eine größere Freiheit und Selbstbestimmung schenkt. Das klingt jetzt vielleicht relativ einfach, bedarf jedoch der aktiven Auseinandersetzung und Übung. Ein wichtiger Baustein ist dabei Ihre natürliche Fähigkeit, in Trance zu gehen, weiterzutrainieren und neue Beschreibungen für Ihr Erleben zu kreieren.

Die Gebärmutter – ein wundersames Organ

Die Gebärmutter hat die Form einer auf dem Kopf stehenden Birne und ist ca. 7 cm lang mit einem Durchmesser von 10 cm. Am Ende der Schwangerschaft ist dieses Organ 24 cm hoch, 22 cm breit und 18 cm tief. Die Muskelschicht der Gebärmutter ist etwa 5 mm dick und wird nach unten durch den Gebärmutterhals verschlossen.

Neben den glatten Muskeln besteht die Gebärmutter aus einem Netz kollagener Gewebsfasern, die ihr Festigkeit und Halt geben. Diese gelartigen flüssigkeitsreichen Fasern ermöglichen eine große Elastizität, die den Uterus während der Geburtswellen in einem gleichmäßigen Rhythmus kontrahieren lassen und anschließend geschmeidig wieder entspannen.

Das Verhältnis von glattem Muskelgewebe, das in den elastischen Fasern verankert ist, macht am Ende der Schwangerschaft im oberen Bereich fast die Hälfte und im unteren Abschnitt kaum ein Zehntel der Gebärmutter aus. Das bedeutet, der Druck von oben schiebt das Kind, während sich der untere Teil mehr und mehr weitet. Die Kontraktion ermöglicht Stück für Stück die Öffnung des Muttermundes, während das Kind sich nach unten bewegt. Nach der Geburt des Kindes und der Plazenta bildet sich die Gebärmutter in kurzer Zeit wieder zurück.

Die Wehe und das Kind – eine Umarmung besonderer Art

Vielleicht haben Sie sich gefragt, wie Ihr Kind die Kontraktion der Gebärmuttermuskulatur erlebt. Wie muss man sich den Druck vorstellen, der dabei auf das Kind ausgeübt wird? Diese Frage beantwortet der Gynäkologe Alfred Rockenschaub folgendermaßen: »… und selbst in der kräftigsten Geburtswehe steigt der Druck auf um die 40 mm/Hg. Dieser Druck entspricht dem Wasserdruck, der auf einen Körper in 50 cm Tiefe einwirkt. Der Fetus ist also während einer kräftigen Geburtswehe keiner größeren Druckveränderung ausgesetzt, als wenn man ihn in einer Wasserwanne im Verlauf von 20 sec bis auf 50 cm Tiefe untertauchte, in etwa eine halbe Minute darin schweben ließe und dann wieder heraushöbe« (Rockenschaub 2005, S. 343). Vielleicht taucht beim Lesen dieser Information bereits ein Bild vor Ihrem inneren Auge oder ein Gefühl auf. Eine Frau hatte die Idee, dass eine Wehe für das Kind wie eine sanfte zärtliche Umarmung sein kann. Jedes Kind hat bereits im Uterus sein ganz eigenes Wesen und gestaltet seinen Geburtsprozess aktiv mit. Das Kind und Sie arbeiten in diesem Rhythmus zusammen, und die Kontraktion der zarten Muskelwand des Uterus – die über viele Wochen Halt und Wärme gab und die dem Kind vertraut ist – entwickelt nun eine zärtliche Schubkraft.

Ob das Kind eine Art Schmerz erlebt, hängt wohl eher damit zusammen, wie viel Stress Sie als Mutter erleben. Ihrem Kind geht es so gut, wie es Ihnen geht. Sind Sie muskulär verkrampft, gönnen sich keine Pausen und fühlen sich ängstlich angespannt – wird es dem Kind nicht besser gehen. Die Stresshormone passieren die Plazentaschranke ungehindert. Gut zu wissen, dass es genauso in Richtung Gelassenheit und Zuversicht funktioniert. Eine Hebamme berichtete mir, dass sie bei ihrer Geburt zwischenzeitlich das CTG-Gerät als Biofeedback genutzt hat. Sie konnte – während sie ihrem Kind innerlich zulächelte und beruhigend mit ihm sprach – zusehen, wie sich die Werte des Kindes in positiver Weise veränderten.

Solange Sie die Kontraktionen und die Dehnung für erträglich und regulierbar halten, sind sie auch für Ihr Kind im positiven Sinne aktivierend. Wenn Sie sich dem natürlichen Rhythmus von Kontraktion und Pause anvertrauen, werden automatisch Endorphine produziert, die sich in hoher Konzentration im Fruchtwasser wiederfinden. Verena Schmid schreibt dazu: »… der Schmerz der Mutter schützt das Kind vor dem Schmerz« (Schmid 2005, S. 30). Jede Kontraktion bringt also Glückshormone und Bindungshormone für das Kind und die

Mutter auf den Weg. Ist das nicht eine wunderbare Fähigkeit des Körpers?

Der Schmerz entsteht im Kopf – und kann dort reguliert werden

Die Wirksamkeit psychologischer Schmerzbewältigungstechniken besteht einmal darin, die Bedeutung des Schmerzes zu erforschen und im positiven Sinne zu nutzen sowie die Körperempfindungen achtsam zu beobachten. Die Rückmeldungen aus dem Körper erfolgen über Rezeptoren und sensorische Nervenbahnen. Diese Informationen werden im Gehirn zu Gefühlen verarbeitet und erhalten eine kognitive Erklärung. Je nachdem, welche psychische Bedeutung der Schmerz erhält, wirkt sich dies auf die wahrgenommene Intensität und die erlebten Bewältigungsmöglichkeiten aus. Je weniger Handlungsmöglichkeiten jemand gegenüber der Schmerzempfindung hat, desto stärker schaukelt sich die Rückkopplung über die Schmerzrezeptoren auf.

Wir verfügen über ein körpereigenes Schmerzhemmsystem, das individuell und situationsabhängig funktioniert. Diese Selbstregulationsfähigkeit des Körpers beschreibt die Kontrollschrankentheorie oder Gate Control Theory der kanadischen Schmerzforscher Ronald Melzack und Patrick Wall. Die Untersuchungen zeigen, dass sich in den sogenannten Vorderhörnern im Rückenmark neurologische Tore befinden, die für die Schmerzsignalübertragung eine bedeutende Rolle spielen. Sie können sich öffnen oder schließen – je nachdem, welche Verarbeitungsstrategie aktiviert wird. Die aufsteigenden Nervenfasern informieren über eine Schmerzwahrnehmung, indem sie die Tore öffnen. Je nachdem, wie diese Information durch das emotionale Gedächtnis und die kognitiven Einstellungen im Gehirn bewertet wird, fällt die Reaktion aus. Das heißt, wenn das Signal als bewältigbar erkannt wird und entsprechende Handlungsstrategien aktiviert werden, veranlassen die absteigenden Nervenfasern aus dem Gehirn, dass die Tore geschlossen werden. Die Reizleitung verändert sich auf diese Weise, und der Schmerz wird gedämpft wahrgenommen oder abgeschaltet. Sie können sich vorstellen, dass ohne entsprechende Bewältigungsstrategien genau das Gegenteil eintritt.

Bewältigung statt *Überwältigung*

Dieses Buch steckt voller Angebote, wie man Angst und Schmerz bewältigen und Zuversicht sowie Gelassenheit entwickeln kann. Sie werden dann in der Geburt darauf zugreifen und die Wahl haben, wie Sie ihr Erleben selbstbestimmt lenken können. Wenn es in den Wehenpausen keine Entspannung und Ruhe gibt, hemmen die Stresshormone die körpereigene Produktion von Oxytozin und bremsen damit die Geburt. Das untere Uterussegment und der Muttermund sollen entspannt sein, damit die Muskelkraft aus dem oberen Uterussegment das Kind optimal auf dem Geburtsweg voranbringt.

Erst wenn die Kraft nicht fließen kann, wird sie unproduktiv und schmerzhaft. Eine verminderte Oxytozinausschüttung kann dazu führen, dass die Geburt nicht kontinuierlich vorangeht. Eine dauernde Anspannung der Muskulatur und Alarmbereitschaft der Sinne bewirken, dass man sich im wahrsten Sinne des Wortes außer sich fühlen kann. Dann sucht man auch die Hilfe im Außen, statt dem natürlichen Rhythmus der Geburt gelassen zu folgen. Ein Fokussieren darauf, dass die nächste Wehe kommt und man nicht weiß, wie man das aushalten soll, hält dann Muskeln, Nervensystem und Kreislauf in Schach. Dadurch kann es wahrhaft anstrengend werden – und Erschöpfung macht sich breit.

Damit dies nicht geschieht, ist es gut, den Unterschied zwischen Kontraktion und Pause wahrzunehmen. Durch Ihre natürliche Fähigkeit, sich zu entspannen, zentrieren Sie sich und erleben eine wohltuende Selbstanbindung. Durch die positive Einstellung zu Ihren Gebärmutterkontraktionen und durch Kraft gebende Affirmationen ist Ihr Verstand gut gerüstet, um den Prozess sinnvoll zu deuten. Sie gehen Kontraktion für Kontraktion und Pause für Pause durch diesen natürlichen Geburtsprozess. Dabei haben Sie das Ziel, Ihr Kind zu gebären und bald schon im Arm zu halten, deutlich vor Augen und im Gefühl. Statt Überwältigung werden Sie Neugier und Gelassenheit spüren. Sie werden Ihre Gefühle wahrnehmen und innere Bilder aktivieren, die Sie auf ressourcenvolle Weise nutzen. Auf diese Weise wird das Alarmsystem gedimmt, und die Kraft Ihrer selbstregulierenden Kompetenz entfaltet sich. Herzfrequenz, Blutdruck, Hormonausschüttung und Muskelanspannung pegeln sich in angemessener Weise aufeinander ein, und der Weg hin zu einer natürlichen entspannten Geburt ist frei.

Die folgenden Übungen und Bewältigungsstrategien helfen Ihnen, in Verbindung mit sich selbst zu bleiben und den Geburtsprozess selbstbestimmt wahrzunehmen.

Grundlagen der psychologischen Schmerzregulation

Schmerz entsteht im Kopf, denn hier werden die sensorischen Informationen des Körpers encodiert und bekommen eine affektive Bedeutung. Schmerz ist ein Phänomen, das hauptsächlich gespürt und gefühlt wird.

Das Schmerzempfinden setzt sich aus zwei Faktoren zusammen:

1) der psychologische Anteil aus Angst, Spannung und Schmerz, der hauptsächlich aufgrund von individuellen Erwartungen, Glaubenssystemen, kulturellen Prägungen und sozialen Interaktionen zustande kommt und nicht rein physiologisch erklärbar ist, und

2) physiologisch durch die Kontraktionen der Uterusmuskulatur und die Dehnung des Gewebes.

Lassen Sie uns den psychologischen Effekt des Schmerzes betrachten, der unter anderem bewirkt, dass jeder Mensch die Intensität von Schmerzen anders wahrnimmt. Zudem werden Schmerzen immer in einer ganz eigenen bildhaften Sprache beschrieben. Sie sind damit höchst individuell und beinhalten wertvolle Hinweise.

Sind Sie noch bei Sinnen?

Das Phänomen der Analgesie – der Schmerzausschaltung – produziert im Grunde genommen jeder Mensch ständig. Wenn Sie mit einer bestimmten Sache beschäftigt sind – wie beispielsweise gerade dieses Buch zu lesen, Gemüse zu schneiden oder einen Pullover zu stricken –, nehmen Sie bestimmte Empfindungen nicht wahr. Sie spüren zum Beispiel nicht die Armbanduhr an Ihrem Handgelenk, auch nicht die Kleidung an Ihrem Körper und wie sich ein Schmuckstück anfühlt, das Sie tragen. Jetzt, wo Sie darüber nachdenken, wird es Ihnen bewusst. Sie spüren den Stoff auf der Haut oder die Strümpfe an den Füßen. Solange Sie jedoch mit etwas anderem beschäftigt sind, ist Ihre Aufmerksamkeit nicht darauf gerichtet und Sie spüren es nicht. Sie besitzen die natürliche Fähigkeit, den Fokus Ihrer Aufmerksamkeit zu lenken. Sie nehmen bestimmte Dinge wahr und blenden andere komplett aus. Das können Sie bereits. Wie Sie dies noch

bewusster – verbunden mit der Kompetenz, in einen Trancezustand zu gehen – nutzen können, darum geht es jetzt.

Damit Ihnen das Hören, Sehen, Spüren, Riechen und Schmecken nicht vergeht

Bei der Schmerzwahrnehmung unterscheidet man verschiedene Sinnesmodalitäten. Das bedeutet, unsere Sinne liefern uns
ständig Informationen: visuell über die Augen, auditiv über die
Ohren, kinästhetisch über die Tastsinne der Haut und Organe,
olfaktorisch über die Nase und gustatorisch über die Zunge.
Meist bemerken wir vieles davon nicht bewusst – es läuft automatisch ab. Denken Sie daran, wie Sie Fahrradfahren oder etwas
Ähnliches gelernt haben. Heute tun Sie es einfach, ohne darüber
nachzudenken. Sie können es einfach.

Im Laufe unseres Lebens speichert das Gedächtnis zahlrei-
che Informationen, die unsere Sinne uns liefern. Auf diese Weise
entsteht ein individueller Filter, der sich durch die Verknüpfungen der Lebenserfahrungen entwickelt. Die Informationen aus
der Außenwelt werden sondiert und erhalten eine durch jeden
Menschen einzigartig modellierte Bedeutung. »Eine von 10 Millionen Fasern ist mit der Welt verbunden, die anderen verbinden das Gehirn mit sich selbst« (Spitzer 2007, S. 52). Das, was
wir mit den Informationen aus der Außenwelt und denen aus
unserem Körper machen, hängt von unserer Interpretation ab.
Sie selbst definieren die Filter durch Ihr Wissen und die Er-
klärungsmodelle, die Ihnen nützlich erscheinen. Jeder Mensch
verfügt sozusagen über sein Modell von der Welt und sieht die
Welt durch eine individuelle Brille. Das mentale Training karto-
grafiert Ihre innere Landkarte für die Geburt. Sie finden Ihren
Weg und behalten einen guten Überblick.

»Ich bin der Schmerz«

Zurück zu den Sinnen: Für die Schmerzwahrnehmung ist es wichtig, Fernsinne und Nahsinne zu unterscheiden. Fernsinne sind durch Sehen und Hören repräsentiert, weil wir damit etwas wahrnehmen, das sich weiter weg befindet. Die Nahsinne sind Schmecken, Riechen und Fühlen.

Der zentrale Punkt ist: Schmerz ist ein kinästhetisches Phänomen. Schmerz wird gefühlt, und die Gefühle, die er auslöst, sind erst mal keineswegs mit positiven Inhalten gefüllt. Frauen berichten manchmal, dass sie von der Intensität der Wehen überrascht wurden und nicht wussten, wie sie damit umgehen sollten. Dann kann das Gefühl entstehen, ausgeliefert zu sein, nicht zu wissen, wie man die Kontraktionen aushalten soll, und keine Möglichkeit zu haben, etwas aus eigener Kraft zu regulieren. Die Gefahr besteht, dass man tatsächlich das Gefühl hat, nur noch aus diesem Schmerz zu bestehen und zu glauben: Ich bin der Schmerz.

Genau diese Verwechslung soll aber vermieden werden, indem Sie lernen, Ihre Empfindungen differenziert wahrzunehmen und zu regulieren. Der Schmerz ist kontrollierbar, und wie das möglich ist, wird im Folgenden immer deutlicher werden.

Wo, wer oder was ist eigentlich dieser Schmerz?

Wenn man das Gefühl hat, selbst der Schmerz zu sein, hat man keine Wahl noch etwas anderes wahrzunehmen. Genau dann geschieht es, dass sich ein Gefühl von Kontrollverlust und Verzweiflung einstellt. Es geht also darum, sich bewusst zu sein, dass man mehr ist als der Schmerz!

Dazu braucht es eine neue Perspektive, eine Art, die Dinge in anderem Licht zu sehen und etwas Abstand zu gewinnen.

Wenn ich nicht der Schmerz bin – was bin ich dann? Ein Mensch, eine Frau, eine Gebärende … Nun ja: auf jeden Fall immer mehr als nur Eine. Aus dieser Perspektive können Sie nämlich den Schmerz genauer betrachten – etwas Abstand nehmen und ihn beschreiben.

Es geht darum, eine Unterscheidung zu treffen und auf besondere Art bei Sinnen zu bleiben. Von welcher Warte kann man nun Betrachtungen anstellen, damit der Schmerz identifiziert werden kann und Gestalt annimmt? Diese Überlegung ist nützlich, damit es nicht wieder zu Verwechslungen kommt zwischen den Gebärmutterkontraktionen und der ganzen Person. Man kann sich fragen:

- Wie genau fühlt sich der Schmerz denn an? Wie lässt er sich beschreiben?
- Wo genau ist er überhaupt?
- Bis wohin geht er?
- Wo im Körper hört er auf bzw. wo ist er gar nicht?
- Wann ist er da und wann nicht?
- Wenn er nicht da ist: Wie lange bleibt er weg und was ist stattdessen da?
- Wenn er da ist: Wie lange dauert er?
- Wenn der Schmerz eine Farbe hätte, welche würde ihn dann am besten beschreiben? Welche Farbe könnte ihn umgeben?
- Wenn es einen dazugehörigen Klang oder ein Geräusch gäbe – welches passt?

Sie können derartige experimentelle Beobachtungen bereits während der sogenannten Übungskontraktionen anstellen. Weiter unten kommen wir noch einmal darauf zurück.

Vielleicht merken Sie schon, worauf ich hinauswill: Die Kontraktionen sind lokalisierbar, differenziert spürbar und sie sind nicht dauernd da!

Eine Frau, die in der Beratung mit mir an die erste Geburt zurückdenkt, bei der sie sich nicht gut vorbereitet fühlte, beschreibt auf die obigen Fragen, wie sie die Wehen erlebt hat, ihre Erinnerungen folgendermaßen:

»Schwarz ... ist die Farbe, die mir spontan einfällt ... tiefes Schwarz, wie ein großes schwarzes Loch ... unendlich.«

Das hört sich sehr leidvoll an, und ich frage sie, was ihr noch dazu einfällt. Wenn man das Schwarz berühren könnte: Wie fühlt und hört es sich an? Sie antwortet:

»Wie Molton, das ist ein dicker schwarzer Stoff, der im Theater die Illusion der Raumtiefe herstellt ... als wäre da nichts, und wenn man drauf zugeht, merkt man, dass es kein unendlicher Raum ist, und wird gestoppt. Und wenn man das Licht nur ein wenig verändert, sieht man es auch sofort.«

Ich frage, was man mit so einer Illusion anfangen könne.

»Sich umdrehen und die Scheinwerfer sehen ... die Beleuchtung ändern oder einen Schritt zurücktreten und die gesamte Bühne entdecken ...«

Als passionierte Theatergängerin findet sie viele Vergleiche, wie es möglich ist, die Perspektive zu ändern, und entwickelt neue Ideen, in welche hilfreiche positive Richtung sie ihre Aufmerksamkeit für die nächste Geburt lenken kann. Wir sprechen darüber, was wohl das passende Bühnenbild für die Geburt wäre oder wie das neue Stück heißen wird. Sie weiß nun, dass ihr die ganze Palette der Lichtfilter zur Verfügung steht, und taucht ihre Wahrnehmungen in ein angenehmes Licht, das sie jederzeit so verändert, dass es ihr damit gut geht. Aus dem tiefen Schwarz werden bunte Farben, Bewegungen, die sich mit ihrer besonderen Art, die Welt zu betrachten, verbinden.

Genau hier liegt die Chance, über die Sinne Sehen und Hören einen neuen Zugang zu bekommen. Selbstverständlich immer in eine für Sie hilfreiche positive Richtung, sodass Sie die Dinge in der Hand haben. Erst dann kann man auch gut loslassen und den Dingen ihren Lauf lassen. Das Paradox ist: Erst wenn wir uns den Schmerzempfindungen bewusst zuwenden, können wir die Informationen differenzieren und verändern. Paradox ist dies deshalb, weil der erste Impuls meist der ist, so schnell wie möglich wegzukommen, statt genau hinzuspüren. Dann kommen wir in einen leidvollen Zustand und verlieren die Kontrolle über unseren Körper.

Eine lösende Hinwendung funktioniert allerdings erst, wenn die Empfindungen nicht nur gefühlt werden, sondern durch die Fernsinne eine zusätzliche klarere Form bekommen. Durch die Rückmeldung aus dem Inneren des Körpers erfolgt die Lokalisierung und Wahrnehmung der Intensität. Welche Schlüsse und Handlungspläne das Gehirn nun zieht, hängt davon ab, welche Strategien vorhanden sind und welche Verknüpfungen zur Erklärung aktiviert werden. Bewältigungsstrategien bestehen nun darin, die Sinnesmodalitäten optimal zu verknüpfen und die Wahrnehmung vermehrt auf die Fernsinne – Sehen und Hören – zu fokussieren.

Die Formel hierfür lautet: Je mehr die Fernsinne aktiviert sind, desto weniger unerwünschte Gefühle tauchen auf. Konkret heißt das: Wenn die Uteruskontraktion mit Ihrer positiven bildhaften Vorstellung verknüpft ist (wobei die Kontraktionen ja per se positiv sind, weil sie die Geburt des Kindes überhaupt ermöglichen), verfügen Sie bereits über eine sehr wirksame Bewältigungsstrategie. Das klingt einfach, braucht jedoch Ihre aktive entspannte Selbstwahrnehmung.

Im Folgenden finden Sie Übungen, wie Sie Ihre eigene Bilderwelt betreten und sich etwas auswählen können. Genauso werden individuelle Gedanken, Worte, Sätze, Melodien oder Töne, die den Hörsinn repräsentieren, mit den Kontraktionen verknüpft.

Diese Techniken – bewusst die Fernsinne zu nutzen – haben sich bei der psychologischen Schmerzbewältigung bewährt. Auf diese Weise entsteht ein Abstand, eine Distanz zum eigenen Erleben, der dazu führt, sich handlungsfähiger und freier zu fühlen. Sie werden zur neugierigen wohlwollenden Beobachterin ihrer Körperempfindungen und greifen auf ihre eigenen inneren Bilder und Gedanken zurück.

Bevor Sie sich der Auswahl vielfältiger Schmerzbewältigungsstrategien zuwenden, möchte ich Sie einladen, Ihre Aufmerksamkeit auf ein Fallbeispiel aus meiner Praxis zu richten:

Eine Frau, die ihr zweites Kind erwartet, spricht davon, eine gewisse Angst vor der Geburt zu spüren. Welche genau?

»Ich habe Angst vor den Schmerzen – besonders vor den Presswehen, weil ich diese in der ersten Geburt durch die PDA nicht erlebt habe.«

Auf meine Frage, was sie denn da genau erwarte, antwortet sie:

»… dass ich nicht mehr bei mir bin, mich hin und her geworfen fühle, dass alles furchtbar laut wird in meinem Kopf – sich Lärm und Disharmonien ausbreiten und ich das nicht aushalte.«

Hier zeigt sich ein individueller Zugang der Frau über den auditiven Wahrnehmungskanal, also den Hörsinn. Die Frau hat beruflich mit Musik zu tun – eine interessante Ressource. Wir haben mit der Beschreibung der Wahrnehmung bzw. der Konkretisierung der Angst vor den Wehenschmerzen wichtige Informationen bekommen. Sie hörte genauer in sich hinein, und auf einmal bekam der Schmerz ein Körpergefühl und Töne, Geräusche, die zu einem unangenehmen Lärm wurden. Ich fragte weiter: »Wie lässt sich dieser Lärm regulieren?«

Ihr erster Gedanke ist: zum einen Ohr rein und zum anderen wieder raus, und »mich durchlässig machen, einfach durchlassen«. Der zweite Gedanke ist: Wie kann aus dieser Lautstärke etwas werden, das nicht gegen, sondern für sie und ihr Kind arbeitet? Wie kann man aus der Disharmonie eine Harmonie herstellen? Sie komponierte für sich einen Akkord, der die Kraft auf angenehme Weise bündelt und trägt. Zuvor habe ich sie nach Erfahrungen und Erinnerungen in ihrem Leben gefragt, in denen sie sich sehr wohl und entspannt gefühlt hat. Sie erzählte, dass die Vorstellung, nackt im warmen Sand zu liegen (kinästhetische Wahrnehmung) und das Meer zu sehen (visuelle Vorstellung), ihr sehr guttue.

Während der Hypnose – in der ich sie durch meine Stimme an einen solchen Ort begleitete, tauchte unwillkürlich aus ihrer inneren Bilderwelt ein Pool in den Bergen einer tropischen Insel auf. Der Rand des Pools endete an einem steilen Felsvorsprung, und man konnte bis an den Rand schwimmen und von dort weit in die Landschaft schauen. Sie tauchte in diese Erfahrung ein, die – wie sie anschließend berichtet – einen Zeitpunkt in ihrem Leben widerspiegelt, an dem sie sich eins mit sich selbst und tief zufrieden gefühlt habe.

In der Hypnose tauchen meist ganz neue Bilder auf, die überraschend anders als die Vorstellungen aus dem Gespräch im Wachzustand sind. Das Unbewusste schenkt dann genau das, was wir brauchen und was hilfreich ist. Für die Wehenpausen nutzte die Frau den Zustand und die inneren Bilder, die mit dem Pool über dem Regenwald verbunden waren. Das innere Erleben der Zuversicht und Klarheit war dabei in ihr verankert. Sie schöpfte aus ihren inneren Kraftquellen – eine wunderbare Ressource. Für die Wehen fand die Klientin ihre ganz eigene LautSTÄRKE und erlebte eine Geburt – so, wie sie es sich gewünscht hatte.

Bewältigungsstrategien

Um eine optimale Kommunikation zwischen Ihren autonomen körperlichen Abläufen, den Gefühlen und Wahrnehmungen des Zwischenhirns und vor allem den Interpretationen Ihres rationalen Großhirns optimal zu gewährleisten, braucht es einige Vorbereitung. Die folgenden Strategien verfolgen alle ein Ziel: Sie geben Ihnen die Möglichkeit, *mit* den Kontraktionen – statt *gegen* sie – zu arbeiten und Zuversicht und Entspannung herzustellen. Folgen Sie intuitiv und spielerisch weiter Ihren Gedanken und Bildern.

Aus Schmerz wird Power

Eine Wehe ist eine Muskelkontraktion. Muskelkontraktionen finden in unserem Körper dauernd statt – selbst im Tiefschlaf arbeiten das Herz und unserer Verdauungsorgane. Wir laufen, stehen, sitzen und spüren selten bewusst, wie selbstverständlich die Muskelfasern ihre regelmäßige Arbeit aus Zusammenziehen und Loslassen verrichten. Muskelkontraktionen sind an sich nicht schmerzhaft – selbst, wenn ein Muskel besonders hart wird, um alle Kräfte zu mobilisieren. Treiben Sie eine Sportart, bei der bestimmte Muskeln des Körpers trainiert werden, und kennen das Gefühl, wenn ein Muskel ermüdet und empfindlich wird? Vielleicht erinnern Sie sich auch an das Kistenschleppen beim letzten Umzug oder eine andere körperliche Herausforderung, bei der Sie Ihre Muskeln auf besondere Art angespannt und benutzt haben. Zunächst macht es Freude, die Kraft des Körpers zu spüren, aber nach einiger Zeit können Ermüdungserscheinungen auftreten, und die Muskeln fühlen sich anders an.

Die Gebärmutter zieht sich mit der Kontraktion zusammen und wird fest. Das tut dieses Organ in bewundernswerter Regelmäßigkeit und entwickelt – ohne dass Sie bewusst etwas tun müssen – die dafür vorgesehene Kraft. Es arbeitet für Sie und hilft Ihrem Kind, immer weiter nach unten zu rutschen.

Das Gute im Geburtsprozess ist: Der Körper ist so klug, ganz automatisch nach jeder dieser einzigartigen Leistungen eine Pause einzulegen. Das ist etwas, was wir im Alltag oft genug vergessen, uns zu gönnen.

Kommen und Gehen – ein kleines Rechenexempel

Eine Kontraktion dauert ca. 40 oder 60, maximal 90 Sekunden. Das heißt, sie kommt und geht nach einer absehbaren Zeit wieder. Ein Phänomen in der Geburt besteht darin, dass sich die Wahrnehmung von Zeiträumen verändert. Deshalb ist es gut zu wissen, dass die Zeit, während der Ihr Körper diese Muskelkraft aufwendet, in einer Stunde zusammengenommen bei ungefähr 12 Minuten liegt. Die Rechnung lautet folgendermaßen: Bei einer durchschnittlichen Dauer von 60 Sekunden pro Wehe und einer Pausenzeit von ca. 4 Minuten dazwischen ergeben sich 48 Minuten Wehenpause, in der sich der Körper regeneriert und Sie tief entspannen können.

»Die Wehen kamen alle 3 Minuten ... es war nicht auszuhalten«, berichtete mir eine Frau, die ihr zweites Kind erwartete, über die erste Geburt. Die Erinnerung daran ließ sie noch immer ganz gehetzt aussehen. Ich schlug ihr vor, ein kleines Experiment zu machen und jetzt einfach mal drei Minuten nur dazusitzen und gar nichts zu tun. Nach 15 Sekunden lachte sie mich an und meinte, das wäre ja so lange – nicht zum Aushalten!

Ja: Drei Minuten können lang sein – je nachdem, worauf man sich konzentriert. Drei Minuten bis zur nächsten Kontraktion – sozusagen auf der Lauer, angespannt und ängstlich. Oder: Drei Minuten einfach gar nichts tun und entspannen, Pause machen und neue Kraft schöpfen.

Es gibt eine Grenze

Das Gefühl »Ich bin der Schmerz« macht es unmöglich, noch etwas anderes zu sein und aus einer anderen Warte auf das Geschehen zu blicken. Die Kontraktionen der Gebärmutter und die Dehnung des Gewebes konzentrieren sich auf bestimmte Bereiche des Körpers. Diese wahrzunehmen und damit einzugrenzen – eine Grenze zu ziehen – ist eine sehr interessante Strategie, die Sie bereits regelmäßig während der Übungswehen anwenden sollten.

Sie können in Ihrer Fantasie einen Stift zur Hand nehmen und das Gebiet, in dem sich die Kontraktionen bemerkbar machen, nachzeichnen, umranden und sich bewusst machen, bis wohin sie gehen bzw. wo sie enden, also nicht mehr spürbar sind.

Da werden Sie interessante Entdeckungen machen! Denn es gibt einen Bereich, in den sich der Schmerz nicht ausbreitet, der frei bleibt. Was ist außerhalb der Begrenzung spürbar?

Finden Sie eine Farbe für den Bereich, in dem sich die Kontraktionen ausbreiten, eine Farbe für die Grenze und eine Farbe für die Körperbereiche, in denen die Kontraktionen nicht spürbar sind. Folgen Sie dieser Idee in einem angenehmen Trancezustand und seien Sie neugierig, was an Bildern und Vorstellungen auftaucht. Sie haben die Wahl und können nach Lust und Laune Farben und Oberflächenstrukturen auftauchen lassen.

Eine Frau berichtete davon, dass die Kontraktion für sie eine lila Farbe hat und sich wie ein warmer weicher Softball anfühlt. Darum herum breitet sich honigfarbenes fließendes kühles Strömen aus.

Wenn Sie Lust haben, malen Sie ein Bild von den Farben, die aus Ihrem inneren Wissen auftauchen – dabei können sich die Ideen noch einmal auf angenehm leichte Weise transformieren.

Dem Prozess nicht im Wege stehen

Während Ihre Gebärmutter für Sie und Ihr Kind arbeitet und die Geburt vorangeht, dürfen sich die anderen ungefähr 800 Muskeln Ihres Körpers in aller Ruhe zurücknehmen und müssen erst mal gar nichts tun – außer natürlich, den intuitiven Bewegungsimpulsen des Körpers zu folgen, um optimale Körperhaltungen zu finden. Dies ist ein weiterer Schlüssel auf dem Weg zu Ihrer entspannten selbstbestimmten Geburt. Die folgende Übung hilft Ihnen, dies zu trainieren:

Übung

Fast 800 minus 1

Suchen Sie sich einen bequemen Platz und machen Sie es sich gemütlich. Schließen Sie die Augen, atmen Sie tief ein und lange aus. Zur Wiederholung wandern Sie mit Ihrer Aufmerksamkeit durch den Körper und beobachten/spüren nach, wo sich bereits Wohligkeit und Entspannung ausbreiten.

Nun ballen Sie bitte eine Hand zur Faust – spannen Sie ganz bewusst jeden Finger und die Handmuskulatur so fest an, wie Sie können! Atmen Sie ruhig weiter und konzentrieren Sie sich auf die Spannung in Ihrer Hand. Achten Sie darauf, wie sich diese Spannung der Muskulatur anfühlt – bis wohin sie zu spüren ist und welche Muskeln daran beteiligt sind, Ihre Faust fest zu ballen.

Jetzt lassen Sie die restlichen Muskeln Ihres Körpers bewusst los und sorgen dafür, dass die Muskeln im gesamten Körper locker und weich sind. Beobachten Sie, wie Sie dies tun ... die Gesichtsmuskulatur lösen, indem Sie die Muskulatur um die Augen entspannen, Kiefer und Zunge lösen, die Bewegungen des Brustkorbes mit jedem Atemzug beobachten, die Bauchmuskeln lockern, linker Arm und Hand ... Ihre Beinmuskulatur loslassen, bis in die Füße eine wohlige Entspannung sich ausbreiten lassen ... während Sie die Faust fest geballt haben. Wenn Sie den Unterschied zwischen der Spannung in der Hand und der Entspannung im Körper ausreichend stark wahrgenommen haben, öffnen Sie Ihre Hand und lassen auch hier alle Spannung nach und nach los, herausfließen und sich mehr und mehr entspannen ... es braucht so lange, wie es braucht ... Sie finden Ihr eigenes Tempo ... bis sich diese Entspannung im gesamten Körper spüren lässt ...

Wenn Ihnen diese Übung gefällt, können Sie ausprobieren, wie es ist, die Kraft der Kontraktion einfach in die Hand zu nehmen. Denn es ist immer eine gute Erfahrung, die Dinge in der Hand zu haben. Leiten Sie die Spannung in Ihre Handfläche und umschließen Sie diese, indem Sie die Faust ballen. Lassen Sie auf dem Höhepunkt der Kontraktion bereits los und alle Anspannung über den Arm und die Hand aus den Fingerspitzen fließen. Während es weiterfließt, breiten sich Ruhe und Erholung aus.

Vielleicht mögen Sie es, die Hand Ihres Partners zu drücken. Er kann sanft und unterstützend über Handgelenk und Innenfläche der Hand streichen, während sie beide weiter in eine angenehme tiefe Trance gleiten.

Wenn schon keine Schmerzen: Was stattdessen?

Die Geburt findet in einem psychologischen, sozialen und biologischen Rahmen statt. Erleben Frauen Schmerzen, weil sie – durch kulturelle und soziale Prägung – glauben, unter den Umständen einer Geburt Schmerzen haben zu müssen? Machen Sie sich bewusst, was Sie bisher über Geburt und Schmerz gehört haben und was Sie selbst glauben. Dies hat Auswirkungen. Geht es auch anders?

Sie erinnern sich: Selbst wenn man meint, keine Vorstellung von dem zu haben, was man will, hat man eine davon, was man *nicht* will und programmiert sich darauf. Wenn Sie keine Schmerzen haben möchten – ein Wunsch, den Hebammen oft hören, wenn sie nach Wünschen für die Geburt fragen –, ist es notwendig, eine Alternative zu entwickeln. Was wollen Sie statt Schmerzen erleben? Wenn Sie an dieser Stelle des Buches sind, haben Sie bereits einige Ideen entwickelt. Versuchen Sie, eine spontane Antwort zu finden!

Eine Frau sagte zu mir: »Ich stelle es mir so vor, dass es ungefähr so anstrengend wie eine Wanderung sein wird, Schritt für Schritt kräftig die Steigung bewältigen und dabei begleitet von der Vorfreude auf den Ausblick vom Gipfel.« Eine andere Frau, passionierte Reiterin, konnte sich vorstellen, die Kontraktion wie den Druck zu erleben, den sie im Sattel ihres Pferdes spürt, wenn sie losreitet. Ich selbst war bei jeder Kontraktion tief beeindruckt und dankbar für die Arbeit meines Körpers. Ich habe mir die Muskelzellen bildlich vorgestellt, die einfach so diese bewundernswert kraftvolle Kontraktion erzeugen.

Schließen Sie einen Moment die Augen und richten Ihren Blick nach innen – machen Sie es sich bequem und was auch immer nach einer Weile ohne ihr bewusstes Zutun auftaucht, kann ein interessanter Hinweis sein.

Auf jeden Reiz folgt eine Reaktion

Jetzt geht es darum, sich einen Erinnerungsanker zu verschaffen, der Sie daran erinnert, in jeder Kontraktion einen Auslösereiz für Ihre individuelle Bewältigungsreaktion zu sehen. Wenn ein Reiz eine Reaktion nach sich zieht, wäre es gut zu wissen, wie diese beschaffen sein sollte, damit die erwünschte Reaktion eintritt. Ganz konkret gilt es, den Reiz der Gebärmutterkontraktion mit einer Reaktion zu verknüpfen, die Sie angenehm bestärkt. Damit Sie sich während der Geburt an hilfreiche Strategien erinnern – denn die reflexhafte Abwehrreaktion ist manchmal schneller, als man denken kann –, ist es gut, jetzt Erinnerungsanker zu setzen.

Auslösereiz als positiver Erinnerungsanker

Vervollständigen Sie den Satz »Jede Kontraktion erinnert mich daran, ...« mit Ihrer fühl- und sichtbaren Idee!

Zum Beispiel:

Jede Kontraktion erinnert mich daran, ...

... alle restlichen Muskeln meines Körpers bewusst zu entspannen.

... dass mein Körper mit warmem Licht durchflutet ist.

... die Kraft so zu leiten, dass sie mein Kind voranbringt.

... meine Fäuste gleichzeitig fest zu ballen/die Hände vor der Brust gegeneinander zu pressen und mit dem Abebben der Kontraktion bewusst zu entspannen und dann die sich mehr und mehr ausbreitende Entspannung, Wärme, das angenehme Prickeln und die Ruhe zu genießen.

... weiterzuatmen und mir meine Affirmation »...« zu sagen.

... es mir an meinem Wohlfühlort noch besser gehen zu lassen.

... mich an der Kraft meiner Gebärmutter zu freuen, die zuverlässig mein Kind nach unten schiebt.

... dass sie nach 60 Sekunden endet und ich jetzt bereits tief entspannen kann.

... dass dies ein Zeichen dafür ist, mich tief zu entspannen, in tiefe Trance zu gehen.

...

Was auch immer für Sie nun zum Erinnerungsanker geworden ist: Vielleicht gibt es einen Gegenstand, der diesen zuversichtlichen Zustand symbolisiert? Lassen Sie sich in den nächsten Tagen überraschen, was Sie finden werden. Sie können dieses Symbol dann mit zum Geburtsort nehmen und ihm einen gut sichtbaren Platz geben.

Sie können auch jemanden – vielleicht Ihren Partner – bitten, ein Symbol für Ihre ganz eigene Erinnerung zu finden.

Eine Pause ist eine Pause ist eine Pause

Zwischen jeder Kontraktion gibt es eine Pause und damit Zeit, genüsslich in Ihre eigene Welt und in tiefe Entspannung zu gleiten. Sollten Sie noch keine Vorstellung von dem Ort haben, an dem es Ihnen einfach nur gut geht, weil alles da ist, was Sie brauchen, um sich richtig wohlzufühlen: Dann erlauben Sie sich das jetzt! Kreieren Sie sich Ihren Wohlfühlort. Das Beste ist: Sie dürfen auch während der Kontraktionen einfach dort verweilen und es sich gut gehen lassen. Eine Frau nutzte Ihre Erinnerung an einen Bergsee, in dem sie an einem warmen verregneten Sommertag ganz allein schwimmt. Alles ist friedlich, das Wasser fühlt sich weich an und duftet klar und rein ... sie lässt sich treiben, schaut auf die Berge und Bäume. Wenn eine Kontraktion sich ankündigt, öffnen sich die Wolken und die Sonne bringt die Wasseroberfläche zum Glitzern.

Ablenkung als Schmerzbewältigung

Die Möglichkeit, sich abzulenken, impliziert, dass man lenken kann, also das Steuer in der Hand hat und irgendwo anders hin lenken kann. Sie können sich durch Gedanken – in Form von Affirmationen – ablenken. Sie können beispielsweise die Kontraktion an Ihren Partner abgeben, indem Sie seine Hand drücken und den Druck ableiten. Sie können sich etwas bildlich vorstellen und eine Farbe für die Region Ihres Körpers imaginieren, in dem sich die Kontraktion ausbreitet, und diese Farbe verändern – beispielsweise von einem satten Ton in eine Pastellfarbe – und die entspannten Körperbereiche wahrnehmen. Konzentrieren Sie sich, sobald die Kontraktion auftaucht, auf eine Körperstelle, die Sie als angenehm empfinden. Geben Sie der Kraft und Energie eine Farbe oder ein farbiges Licht, das Sie durchströmt, umhüllt oder strahlt. Meine Hebamme breitete überraschenderweise während der Geburt viele kleine handgestrickte Mützchen auf der Wickelkommode aus. Ich durfte mir eine als Geschenk aussuchen. Das war eine angenehme Ablenkung, die einige Zeit beanspruchte, da alle sehr hübsch waren und ich mich nur schwer entscheiden konnte.

Symbolische Arbeit

Es gibt eine Regel: Wenn man Menschen nach der Beschreibung ihres erlebten Schmerzes befragt, antworten sie mit einer Metapher, die ihre Empfindungen bildhaft und fühlbar darstellt. Da die Wahrnehmung jedes Menschen individuell ist, tauchen oft sehr interessante Deutungen auf. Ich habe von Frauen und von Hebammen einige Beschreibungen gehört, die im ersten Moment alles andere als angenehm wirkten. Hier zwei Beispiele dafür, wie Frauen die Kontraktion beschrieben:

- »Es fühlt sich an wie ein Feuerball.«
- »Es ist, als führe ein ICE-Zug durch mich hindurch.«

Nun ja, das ist schon gewaltig und vielleicht nicht gerade das, was man freudig begrüßt. Die Beschreibungen spiegeln ein unerwünschtes Erleben wieder. Was lässt sich mit einer solchen Beschreibung anfangen?

Wenn ich die Hebammen ermuntere, die Frauen nach ihrem Erleben zu fragen, kommt oft der Einwand, dass wahrscheinlich im ersten Moment derartig massive Beschreibungen kommen. Ob das die Wahrnehmung nicht eher noch verschlimmere? Ja, das kann im ersten Moment so sein. Eine bewusste Hinwendung und die Verwandlung eines Gefühls in ein Bild können erst einmal eine Intensivierung des Erlebens provozieren.

Der Dreh besteht darin, nun damit etwas anzufangen, indem man nähere Informationen exploriert und eine Umdeutung vornimmt. Das können Sie selbst durch Ihre achtsame Beobachtung tun. Halten Sie kurz inne, indem Sie bewusst ausatmen, und spüren Sie ihren Empfindungen nach. Nehmen Sie das Steuer in die Hand und bestimmen Sie den Kurs. In der Pause zwischen den Kontraktionen haben Sie Zeit dafür. Für die Geburtsbegleiterin, die nach dem Erleben fragt, ist es wichtig, sich nicht mit dem ersten Eindruck zufriedenzugeben, sondern mit kreativer Neugier weiterzufragen.

Kleine Übung am Beispiel »Feuerball«

Wenn Sie an einen Feuerball denken, kann es sein, dass bereits vor Ihrem inneren Auge ein Feuerball aufgetaucht ist. Was nehmen Sie im ersten Moment wahr? Was gibt es zu sehen? Wie sieht der Feuerball genau aus? Welche Farben und Formen hat er? Macht er Geräusche? Können Sie ihn von verschiedenen Seiten sehen? Wie bewegt er sich? Wie kündigt er sich an? Wie verschwindet der Feuerball wieder? Welche Bedeutung hat Feuer? Wozu ist so ein Feuerball nützlich? Was kann man damit anfangen?

> Was auch immer Ihnen alles dazu eingefallen ist – es ist etwas ins Rollen gekommen, und damit entsteht automatisch das Gefühl von Kontrolle.
>
> Der Feuerball, der so wahrgenommen wird, dass er auf einen zurollt und einen damit überrollt, rauscht plötzlich vorbei, weil man einen Schritt zur Seite geht. Wofür lässt sich die Energie nutzen? Wie könnte man den Feuerball verändern, damit er zu einer unterstützenden Kraft wird? ...

Mit solchen und ähnlichen Fragen beginnt das Symbol, eine neue Bedeutung zu bekommen. Die massiven Beschreibungen kommen in Bewegung, ähnlich einem ICE-Zug, der kaum zu bremsen ist, sobald er ein bestimmtes Momentum erreicht hat. Das ist eine Wucht und es ist gut, Fahrt aufzunehmen, damit man bald an sein Ziel kommt. Dabei kann man die vorbeiziehende Landschaft betrachten oder zum Triebwagen gehen, um die Geschwindigkeit zu regulieren. Die Kraft lässt sich nutzen und so ausrichten, dass sie mit dieser Intensität das Kind weiter nach unten schiebt. Die Power kommt nicht zerstörerisch auf die Frau zu, sondern die Frau nimmt sie an sich und setzt sie zugunsten ihres Zieles ein.

In den Ruhemodus umschalten

Die wahrgenommene Intensität von Schmerz steigt nachweislich mit der muskulären Anspannung. Der Körper reagiert schneller, als wir denken. Bevor unser – in der Evolutionsgeschichte – spät entwickeltes rationales Großhirn etwas reguliert, haben das Stammhirn und das limbische System bereits reagiert. Diese Übung soll Ihnen die Impulse verdeutlichen, wie Sie durch die Veränderung der Körperhaltung aus dem Flucht- in den Entspannungsmodus wechseln können. Dazu ist es hilfreich, sich die Körperhaltung bewusst zu machen, die bei Anspannung und Stress unwillkürlich entsteht:

Wenn unser Körper unter Angst und Anspannung steht und sich schützen will, nimmt er folgende typische Haltung ein: Die Stirn- und Kiefermuskulatur spannt sich an; der Oberkörper krümmt sich zusammen und dabei reckt sich der Kopf nach vorne; der Nacken ist gebeugt und die Schultern ziehen sich zusammen; der Brustkorb sinkt ein, die Arme sind angewinkelt; die Oberschenkel nach innen gedreht und die Muskulatur der Beininnenseiten angespannt, die tiefen Beugemuskeln im Becken sind kontrahiert; die Fußmuskulatur nach innen gedreht und die Zehen eingekrallt.

Diese typische Haltung nehmen Menschen in Stresssituationen unwillkürlich – mal mehr, mal weniger deutlich sichtbar – ein.

Übung: Anspannung – Entspannung

Sie können diese Haltung – im Sitzen oder Stehen – einnehmen, indem Sie die Muskulatur vom Gesicht abwärts bis zu den Zehen nach und nach anspannen. Nehmen Sie sich eine Minute Zeit und spüren Sie in die Haltung hinein.

Anschließend entspannen Sie die Muskeln in genau der gleichen Reihenfolge Schritt für Schritt, indem Sie:

die Stirn- und Kiefermuskeln lösen, auch die Zunge ist ein Muskel – lassen Sie bewusst locker, entspannen Sie die Gesichtsmuskeln, dann den Nacken und lassen Sie die Arme locker fallen und lassen die Armmuskeln bis in die Fingerspitzen los, richten Sie sich sanft auf, indem Sie die Schulterblätter nach hinten und nach unten gleiten lassen und den Brustkorb weiten, die Bauchmuskeln und die Beckenregion lösen; bewusst die Anspannung in den Oberschenkeln – besonders an den Innenseiten – loslassen und entspannen Sie die Unterschenkel- und Fußmuskeln.

Atmen Sie dabei lange aus und lassen die Anspannung von sich abgleiten und frische gelöste Energie durch den Körper strömen. Nehmen Sie Ihre Bewegungsimpulse wahr. Wo ist noch Anspannung zu spüren und wo breitet sich Gelöstheit aus?

Wiederholen Sie die Übung insgesamt drei Mal. Sie dient dazu, sich bewusst zu machen, wie Sie aus der Anspannung auf einfache Art gezielt in eine muskuläre Entspannung umschalten können. Nach der dritten Entspannung können Sie beispielsweise direkt eine Reise durch den Körper anschließen und in Ihre Trance gleiten.

Sie haben nun einige Schmerzbewältigungsstrategien kennengelernt. Blättern Sie einfach noch einmal zurück und finden Sie heraus, welche Ihnen besonders zusagt.

Ihr Partner als Kraftquelle — für Sie, Ihr Kind und ihn selbst

Im Grunde genommen sind alle Überlegungen und Übungen in diesem Buch auch für Ihren Partner wichtig. Sie sollten sich über Erwartungen, Ängste und hilfreiche Vorstellungen austauschen. Immens wichtig ist das Trainieren der Entspannungsfähigkeit, denn es ist gut, wenn der Partner während der Geburt die Ebene des Intellekts verlassen kann und in einen ähnlichen Trancezustand wie die Gebärende kommt. Dann werden irrelevante Handlungen und störende rationale Kommunikation unterlassen, und die instinktiv geleitete Geburt findet besser ihren Weg.

Die Kraftquellen in der Paarbeziehung

Ihr Kind wächst und hat sicherlich bereits viele neue Erfahrungen mit in Ihr Leben gebracht. Sie und Ihr Partner erleben eine besondere Zeit und geben mit der Entscheidung, Eltern zu werden, Ihrem Leben eine neue Dimension. Ihre Verbundenheit wird durch ein Kind weiter intensiviert. Was verbindet Sie und was trägt Ihre Liebe?

Im Folgenden soll diese Kraftquelle näher beleuchtet werden. Wie können Sie auch als Paar die Geburt als stärkendes und positives Erlebnis in Ihre gemeinsame Lebensgeschichte einweben? Auf welche Ressourcen greifen Sie bereits zurück? Wie wird Ihr Partner zu einer Kraftquelle für Sie und sich selbst in der Geburt?

Sie sind ein Paar und vielleicht bereits Eltern, auf jeden Fall kennen Sie sich schon eine Weile und damit die eine oder andere besondere Seite am anderen. Nehmen Sie sich gemeinsam Zeit, um zu besprechen, was Ihnen für die Geburt wichtig ist:

- Welche äußeren Bedingungen sind Ihnen wichtig?
- Welche Erwartungen haben Sie an professionelle Begleiter?
- Was erwarten Sie voneinander?
- Was brauchen Sie?
- Was können Sie gar nicht gebrauchen?
- Verstehen Sie sich manchmal ohne Worte? Wie geht das?
- Was macht Sie zu einem guten Team?
- Worüber können Sie beim anderen lachen? Worüber gemeinsam?
- Was bringt Sie ab und zu auf die Palme?
- Wie treffen Sie erfolgreich gemeinsame Entscheidungen?
- Wann sind Sie sich besonders nah?
- Welches Verhaltensmuster sollten Sie während der Geburt auf keinen Fall aktivieren?
- Wie sind Ihre effektivsten Kommunikationsstrategien?
- Wie erkennen oder setzen Sie Grenzen?
- In welchen Situationen verstehen Sie sich glänzend?
- Wann sind Sie sich jeweils eine Quelle der Kraft, Zuversicht und Geborgenheit?

Spiegelneurone: Mann fühlt mit – ob er will oder nicht

Während der Geburt werden Sie auf besondere Weise verbunden sein. Die Entdeckung der Spiegelnervenzellen erbrachte den wissenschaftlichen Nachweis darüber, dass wir Handlungsprogramme im Gehirn speichern, die allein bei Beobachtung eines anderen abgerufen werden. »Nervenzellen, die im eigenen Körper ein bestimmtes Programm realisieren können, die aber auch dann aktiv werden, wenn man beobachtet oder auf andere Weise miterlebt, wie ein anderes Individuum dieses Programm in die Tat umsetzt, werden als Spiegelneurone bezeichnet« (Bauer 2006, S. 23).

Beispielsweise aktiviert der Ausdruck von Schmerz bei anderen die gleichen Hirnregionen (vorderer cingulärer Kortex), wie wenn man den Schmerz selbst erlebte. Wenn eine Frau also unter Schmerzen leidet, werden im Gehirn des Partners Strukturen aktiviert, die für die gefühlsmäßige Bewertung von Schmerz zuständig sind. Man fühlt mit, ob man will oder nicht! Das ist auf der einen Seite gut, denn wir verfügen damit über ein intuitives Mitgefühl und fühlen uns verbunden, beziehungsweise können andere trösten oder ihnen helfen. Wenn jemand allerdings mit uns leidet, kann er nicht besonders nützlich sein, denn er leidet ja – und in diesem Zustand ist man nicht besonders stark und hilfreich.

Wer leidet, ist nicht in seiner Kraft und spiegelt das zurück. Tückisch wird es dann, wenn ein Mann bei der Geburt zu gar nichts anderem mehr kommt und dann das Gefühl hat, bereits genug zu tun. Dann verschmelzen die Grenzen, und es fehlt Handlungsspielraum. Frauen spiegeln dann die Angst und Hilflosigkeit des Mannes und man fragt sich irgendwann zu Recht, wer jetzt wen in welchen Zustand bringt! Immerhin bekommt die Frau das Kind und sollte die Hauptperson dabei sein.

Worauf ich hinaus will: Wenn Sie als Partner schon spiegeln, dann am besten in gewünschter positiver Weise! Lenken Sie den Prozess aktiv mit. Bereiten Sie sich in dem Sinne vor, dass Sie wissen, über welche Kraftquellen Ihre Frau verfügt, was ihr guttut, verabreden Sie einen Erinnerungsanker, der Sie immer wieder in die eigene Kraft und Zuversicht bringt. Machen Sie sich Ihre eigenen Ressourcen bewusst und gestalten Sie Ihre Rolle als Mann und Vater. Stellen Sie sich auf den Rhythmus und das Tempo Ihrer Frau ein. Trainieren Sie Ihre Fähigkeit, in Trance zu gehen, und unterstützen Sie ihre Partnerin darin. Wenn Sie als Partner in der Lage sind, den Trancezustand in der Geburt zu spiegeln und als natürlichen erwünschten Zustand anzunehmen und zu unterstützen, sind Sie am hilfreichsten. Dann stellen Sie keine intellektuellen Fragen, sondern sind entspannt und zentriert, wodurch Sie eine gelöste Atmosphäre mitgestalten können. Schirmen Sie störende Einflüsse ab und halten Sie die Verbindung zueinander, ohne sich im Wege zu stehen. Das elementare Erlebnis der Geburt wird Ihnen immer in Erinnerung bleiben. Welche Geschichte wird Ihr Kind aus der männlichen Ahnenreihe mit auf seinen Weg nehmen? Was soll die Ihre sein? Kurzum: Fühlen Sie mit, während Sie gleichzeitig bei sich bleiben.

Der erste Mann im Kreißsaal

Heute sind 90 % der Väter während der Geburt anwesend. Das scheint uns selbstverständlich und gleichzeitig ist es noch gar nicht so lange her, dass die ersten Frauen von ihren Männern begleitet ein Kind gebaren. Seit ungefähr 30 Jahren sind Väter dabei, wenn ihre Töchter und Söhne auf die Welt kommen. Bis zu dem Zeitpunkt, als Geburten in Krankenhäuser verlagert wurden, war die Geburt eine Sache unter Frauen, und der Vater blieb draußen. Er hatte Aufgaben – wie z. B.: die Hebamme zu holen, Wasser bereitzustellen und Feuer zu machen. Das waren kleine Riten, die Stabilität herstellten und die Rolle des Vaters fest verankerten. Mit der Verlagerung der Geburt ins Krankenhaus – beginnend im 19. Jahrhundert – wurde der Vater immer mehr aus dem Geschehen herausgedrängt. Der Kontakt und die aktive Unterstützung durch konkrete Aufgaben wurden unmöglich. In den 1970er Jahren vollzog sich in dem recht kurzen Zeitraum von circa zehn Jahren eine Art Revolution und brachte die Männer direkt an die Seite ihrer gebärenden Frauen. Wie war das möglich?

Bis in die 1970er Jahre hinein wurde in sterilen Räumen nach Plan geboren. Die Rückenlage war Programm, und den Frauen wurde kaum Privatsphäre zugestanden. Viele Frauen fühlten sich durch eine übergriffige und menschlich kalte Geburtshilfe traumatisiert. Das Stillen wurde nicht unterstützt, oft sogar verhindert, und der erste Kontakt zum Kind unterbrochen. Ein Umdenken kam hier im Zuge der politischen und gesellschaftlichen Veränderungen in den 1968er Jahren in Gang. Vor allem durch die feministische Bewegung wurde der Fokus bei der Geburt wieder stärker auf die Frau gesetzt. Die Frauen wollten ihre Männer an der Seite haben und sich nicht weiter bevormunden und isolieren lassen. Männer andererseits wollten neue Väter sein und sich gegen die eigenen oft abwesenden, verbitterten oder autoritären Väter abgrenzen.

Der Dichter Heinz Kahlau (1978, S. 106) beschreibt in seinem Gedicht »Nach einer Geburt« die Gefühle eines Mannes, der noch vor der Tür ausgeschlossen war:

> »Wer da zum ersten Mal ans Bett der Liebsten tritt,
> kann seine Zärtlichkeit nicht mehr in Worte fassen.
> Von allen Wünschen bringt er nur den einen mit:
> sie niemals mehr so sehr allein zu lassen.
> …«

Übrigens: Der erste Mensch betrat den Mond am 21. Juli 1969. Erst kurze Zeit später setzte der erste Vater seinen Fuß in einen Kreißsaal: ein großer bewusster Schritt, sowohl für die Männer als auch für die Frauen!

Die neue Rolle der Väter

Ich empfinde es als positive Entwicklung, dass Frauen und Männer die elementaren Erfahrungen der Geburt gemeinsam erleben. Die neuen Erfahrungen der Männer und Frauen sowie die damit verbundenen Veränderungen sind noch wenig untersucht. Die Tradition, dass der Vater unmittelbar die Geburt begleitet, ist noch keine – denn das Wissen und die Erlebnisse müssen von den Vätern erst traditionell an die nächsten Generationen von Vätern weitergegeben werden. Vereinzelt gründen sich Vätergruppen, und es gibt hier und da bereits Geburtsvorbereitungskurse, die speziell auf die Bedürfnisse der Männer ausgerichtet sind.

Sich individuell und selbstbestimmt auf die Geburt vorzubereiten ist eine große Aufgabe, die sehr erfüllend sein kann. Männer finden hier erst nach und nach klare Wegweiser, wie sie sich wirksam fühlen können. Manche Männer glauben: »Eigentlich kann ich gar nichts tun und muss mit ansehen, wie meine Frau leidet.«

Wenn Sie als Mann gerade diese Zeilen lesen, möchte ich Sie ermutigen, sich Ihre Glaubenssätze über Ihre Rolle während der Geburt bewusst zu machen. Es gibt Überlegungen, dass möglicherweise ein Zusammenhang zwischen einem schlecht vorbereiteten selbstunsicheren Vater und seiner Hoffnung auf technische Hilfe in einer unbekannten schwierigen Situation besteht. Dann überzeugen Statistiken und medizinische Interventionsmöglichkeiten eher als ein Bauchgefühl oder etwas nicht objektiv Messbares. Es kann passieren, dass man den Zugang zu sich verliert und damit gleichzeitig nicht mehr zugänglich für die Bedürfnisse seiner Frau ist.

Das noch wenig untersuchte Phänomen »Väter im Kreißsaal« ruft auch kritische Stimmen hervor. So schreibt der innovative Gynäkologe Alfred Rockenschaub: »In den letzten Jahrzehnten haben die Gynäkologen Konkurrenz durch die Kindesväter erhalten. Es scheint allerdings fraglich, ob der moderne männliche Drang, bei der Geburt dabei zu sein, stets von Liebe oder Hilfsbereitschaft geleitet ist. Das Gehabe lässt eher vermuten, dass es oft um so etwas wie die patriarchalische Kontrolle zwecks ›fehlerlosen‹ Verhaltens der Frau bei der Geburt dessen geht, was ›man‹ gezeugt hat. Die Sorge um das Wohl der Frau hat durchaus nicht immer Vorrang. So ist es auffällig, wie wenig manchem (Ehe-)Mann die Gefahren eines Kaiserschnitts der Erwägung wert erscheinen, wenn sich irgendjemand oder er selbst sich einbildet, dass durch die natürliche Geburt für sein Kind ein Risiko entstehen könnte. Die Geburt wird zur männlichen Leistung, die Frau zum gebärenden Subjekt« (Rockenschaub 2005, S. 57).

Worum geht es also, wenn Männer in unserer Zeit eine unterstützende wertvolle Rolle in der Geburt einnehmen wollen? Worauf vertrauen sie und welche konkreten Wünsche ihrer Frauen leiten sie dabei? Welches Bild haben die Hebammen und Ärzte von den Männern an der Seite der gebärenden Frauen? Welche Angebote und Hinweise brauchen die Partner, um ihre Rolle als hilfreicher Begleiter einzunehmen?

Je intensiver Sie sich als Mann auf die Geburt vorbereiten, desto mehr Möglichkeiten haben Sie, sich selbst zu regulieren. Je besser Sie mit Ihrer Frau kommunizieren, gemeinsame Vorstellungen teilen und die Fähigkeit trainieren, sich zu entspannen, desto hilfreicher sind Sie. Sie kennen Ihre Frau und können sie darin unterstützen, sich selbst zu vertrauen, ihre besonderen Eigenschaften und Werte ernst zu nehmen und Grenzen zu wahren. Treten Sie in Beziehung zu den Geburtshelfern. Wählen Sie den Ort der Geburt aktiv mit aus und gestalten Sie den Geburtsprozess liebevoll mit.

Die meisten Frauen auf der Welt wünschen sich eine natürliche Geburt, auf die sie zufrieden und voller Respekt und innerer Stärke zurückblicken. Sie wünschen sich, würdevoll mit professioneller Unterstützung und ohne medizinische Interventionen zu gebären. Hier liegt eine neue Aufgabe der Väter: Was ist Ihr Beitrag als Vater, eine Geburt zuversichtlich und gelassen zu begleiten? Wie können Sie Ihre Frau unterstützen und eigene

Ideen entwickeln? Wie wollen Sie auf den Geburtsprozess zurückblicken, wenn Sie Ihr Kind im Arm halten?

Wie sollen unsere Söhne und Töchter geboren werden? Das ist eine zutiefst menschliche Frage und eine Aufgabe, die uns wachsen lassen soll – wieder ein Stück über uns hinaus und tiefer ins Leben hinein.

Ich wünsche Ihnen von Herzen alles Gute und dass Sie sich nach der Lektüre des Buches zuversichtlicher, selbstbewusster und gut auf die einzigartige Geburt Ihres Kindes vorbereitet fühlen.

Literatur

Alman, B. M. u. P. T. Lambrou (2006): Selbsthypnose. Ein Handbuch zur Selbsttherapie. Heidelberg (Carl-Auer).

Bauer, J. (2006): Warum ich fühle, was du fühlst. Intuitive Kommunikation und das Geheimnis der Spiegelneurone. München (Wilhelm Heyne).

de Jong, T. u. G. Kemmler (2006): Kaiserschnitt. Wie Narben an Bauch und Seele heilen können. München (Kösel).

Gaskin, I. M. (2008): Die selbstbestimmte Geburt. Handbuch für werdende Eltern. Mit Erfahrungsberichten. München (Kösel).

Hüther, G. (2009): Das Geheimnis der ersten neun Monate. Unsere frühesten Prägungen. Düsseldorf und Zürich (Patmos & Walter).

Hüther, G. (2005): Biologie der Angst. Wie aus Streß Gefühle werden. Göttingen (Vandenhoeck & Ruprecht).

Hüsken-Janßen, H. (2005): Hypnotherapeutische Geburtsvorbereitung. Studie zur Wirksamkeit der hypnoreflexogenen Methode nach Schauble. Frankfurt am Main (Peter Lang Europäischer Verlag der Wissenschaften).

Kalhau, H. (1987): Du. Liebesgedichte. Berlin Weimar (Aufbau-Verlag).

Kast, V. (2001): Lasse dich nicht leben – lebe!: Deine eigenen Ressourcen schöpferisch nutzen. Freiburg im Breisgau (Herder).

Leboyer, F. (1986): Geburt ohne Gewalt. München (Kösel).

Levine, P. A. u. M. Phillips (2013): Vom Schmerz befreit. Entdecken Sie die Kraft Ihres Körpers, Schmerzen zu überwinden. München (Kösel).

Lorenz-Wallacher, L. (2003): Schwangerschaft, Geburt und Hypnose. Selbsthypnosetraining in der modernen Geburtsvorbereitung. Heidelberg (Carl-Auer).

Melzack, R. (1978): Das Rätsel des Schmerzes. Stuttgart (Hippokrates).

Odent, M. (2006): Geburt und Stillen. Über die Natur elementarer Erfahrungen. München (Beck).

Odent, M. (2004): Im Einklang mit der Natur. Neue Ansätze der sanften Geburt. Düsseldorf und Zürich (Patmos & Walter).

Rockenschaub, A. (2005): Gebären ohne Aberglaube: Fibel und Plädoyer für die Hebammenkunst. Wien (Facultas Universitätsverlag).

Roth, G. (2003): Fühlen, Denken, Handeln – Wie das Gehirn unser Verhalten steuert. Frankfurt (Suhrkamp).

Schmid, V. (2005): Der Geburtsschmerz. Bedeutung und natürliche Methoden der Schmerzlinderung. Stuttgart (Hippokrates).

Spitzer, M. (2007): Gehirnforschung und die Schule des Lebens. München (Elsevier).

Storch, M., B. Cantieni, G. Hüther u. W. Tschacher (2006): Embodiment. Die Wechselwirkung von Körper und Psyche verstehen. Bern (Hans Huber/ Hogrefe).

Internet

https://www.destatis.de/DE/ZahlenFakten/GesellschaftStaat/Bevoelkerung/Geburten/Geburten.html
www.ncbi.nlm.nih.gov/pubmed/14998709

Über die Autorin

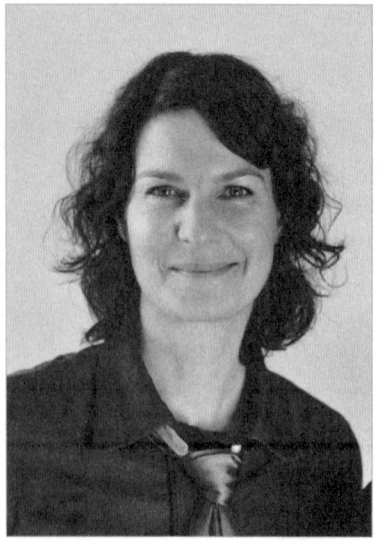

Alexandra Kopf, Dipl.-Psych., Physiotherapeutin/Krankengymnastin in freier Praxis; Arbeitsschwerpunkte: Hypnotherapie, Lösungsorientierte Kurzzeittherapie, Systemisches Coaching; Geburtsvorbereitung mit Hypnose, Begleitung beruflicher und persönlicher Veränderungsprozesse, Angst und psychosomatische Probleme; Ausbildung geburtshilflicher Teams.

Kontakt: mail@alexandrakopf.de

Liz Lorenz-Wallacher

Schwangerschaft, Geburt und Hypnose

Selbsthypnosetraining in der modernen Geburtsvorbereitung

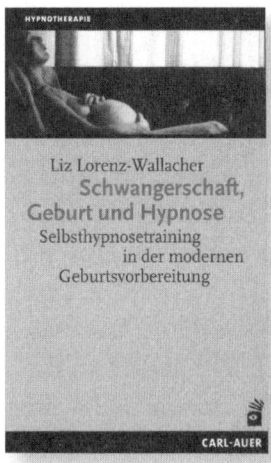

192 Seiten, Kt
2., vollst. überarb. Aufl. 2015
ISBN 978-3-89670-668-3

Für die Schwangere selbst wie auch für die begleitenden Ärzte und Hebammen birgt die Anwendung von Hypnose-Elementen großen Gewinn: Schon während der Schwangerschaft hilft Selbsthypnose den Frauen, Wohlbefinden herzustellen, Schwangerschaftsbeschwerden zu lindern und der Geburt entspannt und gelassen entgegenzusehen. Der Geburtsvorgang selbst verkürzt sich oft deutlich, die ganze Geburt wird bewusster und positiver erlebt, die Gabe von Schmerzmitteln kann reduziert werden, und depressive Verstimmungen treten seltener auf.

Liz Lorenz-Wallacher vermittelt in diesem Buch neben den Grundlagen der Hypnose bei Schwangerschaft und Geburt auch ein leicht zu erlernendes Selbsthypnosetraining. Anhand zahlreicher Übungen lernen Schwangere unter Anleitung von ausgebildeten Fachkräften, wie sie ihre Schwangerschaft positiv beeinflussen und den Geburtsprozess aktiv mitsteuern können.

Die Autorin schöpft aus ihrer langjährigen Erfahrung als Lehrtherapeutin der Milton-Erickson-Gesellschaft für Klinische Hypnose (M.E.G.) sowie als Ausbilderin für ärztliche und psychologische Psychotherapeuten, Hebammen und Gynäkologen.

 Carl-Auer Verlag • www.carl-auer.de

Achim Schad

Kinder brauchen mehr als Liebe

Klarheit, Grenzen, Konsequenzen

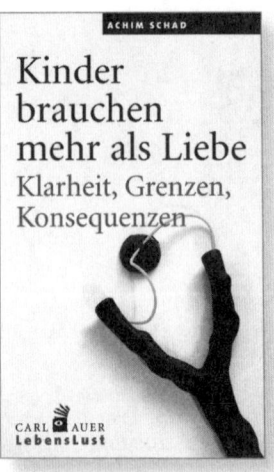

133 Seiten, Kt, 4. Aufl. 2015
ISBN 978-3-89670-733-8

Dieser Ratgeber unterstützt Eltern auf dem Weg zu einem klaren und effektiven Erziehungsstil. Er zeigt Vätern und Müttern, wie sie vom Reden zum Handeln kommen, Machtkämpfe vermeiden und Grenzen setzen, ohne zu verletzen.

Achim Schad richtet dazu den Blick auf das „System Familie" und deckt typische Problemmuster und charakteristische Merkmale auf: aus den Fugen geratene Strukturen, doppelte Botschaften, Teufelskreise in der Kommunikation. Wer sie identifizieren und sich bewusst machen kann, findet – manchmal überraschend leicht – zu nachhaltigen Lösungen.

„Das ist ein lebenspraktisches Buch: entstanden aus der jahrelangen Seminararbeit mit Eltern, geschrieben für den heutigen Erziehungsalltag. Es ist ein Buch, das Eltern Mut machen will, sich ihrer Erziehungsverantwortung zu stellen. Am Beispiel vieler Konfliktsituationen, in die sich Eltern und Kinder schnell verwickeln, zeigt der Autor, wie man das ganz normale Chaos in der Erziehung zwar nicht vermeiden, aber doch beherrschen kann. Hier hilft die systemische und lösungsorientierte Betrachtung der angesprochenen Probleme."   Dr. Jan-Uwe Rogge

Carl-Auer Verlag • www.carl-auer.de